Kindererziehung

Dieser Ratgeber soll ihnen dabei helfen, die wichtigsten Grundlagen für eine erfolgreiche Erziehung kennen zu lernen und Ihnen vermitteln, wie Sie diese am besten gezielt umsetzen können.

Anette Bäcker

Anette Bäcker

Kinder erziehung

Kinder verstehen und erziehen, ohne Schimpfen geht das?

Mit diesem Erziehungsratgeber für Kleinkinder & Teenager wird Ihnen die Erziehung leicht gemacht.

1. Auflage

Kontakt:
Komedia Werbeagentur GmbH
Domgasse 8
9020 Klagenfurt
E-Mail: info@komedia.at

Covergestaltung und Satz: Wolkenart – Marie-Katharina Wölk, www.wolkenart.com
Bildmaterial: ©Shutterstock.com

Inhalt

Einleitung

Die Erziehung von Kindern ist von Natur aus ein sehr umfassendes Thema, zu dem es entsprechend viel Lektüre gibt. Das vorliegende Buch befasst sich mit dieser Thematik nicht in dem Umfang und der Tiefe, wie detaillierte Erziehungsratgeber zu einem bestimmten Erziehungsstil, sondern es konzentriert sich mehr auf die Frage, welche Voraussetzungen Kinder brauchen, um speziell in der heutigen Zeit als spätere Erwachsene ihr Leben erfolgreich gestalten zu können. Jede Zeit hat ihre eigenen Anforderungen an die Menschen, die darin leben, und unsere Zeit stellt ganz spezielle Herausforderungen für die neue Generation auf. Dabei kommt es weniger darauf an, welcher Erziehungsstil der einzig richtige ist, als darauf, dass Kinder bestimmte Grundlagen brauchen und wie man ihnen diese vermitteln kann. Gleichzeitig gibt es auch gewisse Voraussetzungen, die von den Eltern unbedingt erfüllt werden müssen und die wir in diesem Buch ebenfalls beleuchten werden.

Wenn es Ihnen als (werdende) Eltern am wichtigsten ist, wie es Ihnen gelingen kann, Ihr Kind zu einem selbstbewussten, liebevollen, mitfühlenden und verantwortungsbewussten Erwachsenen heranziehen können und welche Grundlagen dafür bestehen müssen, welche

Stolpersteine es auf diesem Weg geben kann und wie Sie den auf Sie zukommenden Herausforderungen am besten gerecht werden können, dann ist dies das richtige Buch für Sie.

Erziehung

Eine große Aufgabe

Wann ist Erziehung „gelungen"?

Die Definition einer gelungenen Erziehung erweist sich als weit schwieriger, als es auf den ersten Blick erscheinen mag. In der heutigen, westlichen Gesellschaft wird besonderer Wert auf Anpassung gelegt. So soll ein junger Mensch hauptsächlich darauf vorbereitet werden, ein funktionierender Teil der Gesellschaft zu werden, was vorrangig durch die Ausbildung einer starken Anpassungsfähigkeit erreicht werden soll. Es wird in der heutigen Erziehung also größter Wert auf Konformität und Gleichheit gelegt, während die Fähigkeit zu kritischem Denken, zur (Selbst)Reflexion und der Mut zur Veränderung oder zum Anderssein nicht nur regelrecht vernachlässigt werden, sondern in den meisten Fällen überhaupt nicht Teil der Erziehung sind. Eine Studie des SINUS-Instituts aus dem Jahre 2017 zeigte, dass immer weniger Jugendliche die bislang eigentlich typische Phase der jugendlichen Rebellion durchlaufen, innerhalb derer die Werte und Moralvorstellungen ihrer Eltern grundsätzlich abgelehnt werden und eine Auflehnung gegen jegliche Art von Autorität stattfindet.

Stattdessen hat der Mainstream, also die „erwünschten" Werte und Normen der modernen Gesellschaft, bei den heutigen Jugendlichen seinen negativen Beigeschmack verloren. Diese jungen Menschen sehnen sich geradezu nach dieser neuen Normalität und akzeptieren die an sie gerichteten Leistungsanforderungen, sowie die ihnen auferlegten Normen vorbehaltlos. Somit sind unsere heutigen Jugendlichen zu den „Gesellschaftszombies“ geworden, die sich die vorigen Generationen immer gewünscht haben. Ob dies nun tatsächlich eine positive oder sogar wünschenswerte Entwicklung innerhalb unserer Gesellschaft ist, steht jedoch auf einem ganz anderen Blatt. Betrachtet man die derzeitige politische Lage und die sich immer stärker abzeichnenden Tendenzen zu einer Zwei-Klassen-Gesellschaft, Totalüberwachung und regelrechter Ausbeutung von Menschen auf dem Arbeitsmarkt, sowie den immer stärker werdenden Konsumdruck, wird schnell klar, was die heutige Gesellschaft wirklich braucht:

Autonome Erwachsene, die in der Lage sind, kritisch zu denken, Dinge zu hinterfragen und vor allem, Missstände offen anzusprechen. Es braucht in der neuen Generation nicht nur die Bereitschaft zur Anpassung – die sicher ebenfalls nicht vernachlässigt werden darf – sondern vielmehr die Bereitschaft zur Veränderung von Missständen. Dazu benötigen wir jedoch junge Erwachsene, die über ein ausgeprägtes und stabiles Selbstbild verfügen und sich darüber bewusst sind, dass ihre wahre Stärke in ihrer Individualität liegt. Die Generation von morgen muss auf eine regelrechte Gratwanderung zwischen Anpassung und „Revolution“ – im Sinne von friedlichem Bestreben nach Veränderung zum Wohle aller – vorbereitet werden. Wenn uns als den Eltern von heute diese Aufgabe nicht gelingt, ist eine negative Veränderung der Gesellschaft wohl kaum noch aufzuhalten.

Der deutsche Philosoph *Theodor W. Adorno* (1903 – 1969) beschäftigte sich bereits zu seinen Lebzeiten mit genau dieser Problematik und auch wenn damals – durch das dritte Reich – ein vermeintlich deutlicherer und aktuellerer Grund für seine Überlegungen in diese Richtungen vorlag, finden wir in der aktuellen gesellschaftlichen Entwicklungstendenz ebenfalls ausreichend Gründe dafür – allein der Blick auf die politische Lage in den USA ist hierfür als Begründung vollkommen ausreichend. Adorno prägte seinerzeit den Begriff der „Erziehung zu demokratischer Mündigkeit", der auch heute noch und besonders aktuell wieder Einzug in Diskussionen über das Thema Erziehung findet. Diese demokratische Mündigkeit drückt sich nach Adorno aus durch die Fähigkeit zu kritischem Denken, ausgeprägte Individualität, die Fähigkeit zur kritischen Reflexion und Selbstreflexion und den Mut, sich über Normen und das Bedürfnis nach Anpassung hinwegzusetzen, sofern dies zum Wohle der Gemeinschaft notwendig ist. Eine kritische Auseinandersetzung mit unserer Gesellschaft und den Zuständen darin ist also etwas, dass unsere Kinder unbedingt lernen müssen und das als weit wichtiger einzustufen ist als die Fähigkeit zur Anpassung und Unterordnung um jeden Preis.

Eltern von heute sind also gefordert, ihren Kindern die Notwendigkeit der politischen Mitgestaltung unserer Gesellschaft beizubringen. Sie müssen in der Lage sein, den Sinn dieser Mitgestaltungspflicht zu verstehen, sowie sich selbst ein fundiertes Urteil über politische Fragen bilden zu können, statt sich lediglich der von den Medien propagierten Meinung anzuschließen, ohne diese zu hinterfragen. Dafür müssen Gelegenheiten geschaffen werden, die es unseren Kindern ermöglichen, die dafür notwendigen Grundlagen zu erlernen. Dies beginnt vor allem damit, dass Eltern ihren Kindern beibringen müssen, wie man reflektiert und warum dies überhaupt notwendig ist. Da die meisten Erwachsenen von heute diese Fähigkeit selbst nicht von ihren Eltern erlernt haben, sondern im besten Falle erst im Zuge einer pädagogischen oder sozialen Berufsausbildung, stehen diese hier vor enormen Schwierigkeiten.

Wer sein Kind dazu erziehen möchte, Dinge zu hinterfragen, muss nämlich auch in der Lage sein, sich selbst zu hinterfragen sowie Kritik anzunehmen. Wir können unseren Kindern nichts beibringen, was wir selbst nicht vorleben. Somit müssen Eltern ihre Kinder in gewissem Maße sogar dazu anregen, Kritik auszuüben und – sofern angebracht – auch in den Widerstand zu gehen, statt blind zu gehorchen. Dies kann sich für die Erziehenden teilweise sehr unbequem gestalten, doch ein Mensch ohne diese Fähigkeiten kann nicht wirklich als mündiger Bürger bezeichnet werden. Somit lässt sich gleich zu Beginn herausstellen, dass Erziehung niemals eine Einbahnstraße sein kann. Wenn das Ergebnis von Erziehung ein mündiger Erwachsener sein soll, muss auch der Erziehende bereit sein, an sich selbst, seinen Einstellungen, Werten und Normen zu arbeiten. Geistige und emotionale Flexibilität gehört somit zu einer der wichtigsten Grundvoraussetzungen von Eltern.

Definieren wir also vorerst einmal die Eigenschaften, über die ein mündiger Erwachsener verfügen sollte, um zu einem vollwertigen und nutzbringenden Mitglied der Gesellschaft werden zu können. Neben der bereits viel genannten Fähigkeit zu kritischem Denken und zur Reflexion, ist sicherlich Empathie die nächste, wichtige Eigenschaft, über die ein junger Mensch verfügen muss. Wer nicht zur Empathie fähig ist, ist auch nicht in der Lage, Missstände innerhalb der Gesellschaft überhaupt zu erkennen. Um bestimmte gesellschaftliche oder politische Zustände kritisch hinterfragen zu können, benötigt es einfach ein großes Maß an Einfühlungsvermögen, denn solange ein Mensch nicht in der Lage ist, die Gefühle seiner Mitmenschen zu erkennen und anzuerkennen, ist er unmöglich in der Lage zu erkennen, wenn etwas nicht in Ordnung ist.

Eine weitere wichtige Eigenschaft, über die junge Erwachsene unbedingt verfügen sollten ist der Mut zur Individualität und zur eigenen Meinung, auch wenn diese von der Norm abweicht. Jedoch sollten Vernunft und Kompromissbereitschaft in gleichem Maße geschult sein, denn wir wollen schließlich keine Egoisten großziehen, die die heutige Ellbogengesellschaft nur noch vorantreiben. Wir müssen unseren Kindern also beibringen, wann es angebracht ist, sich anzupassen und wann es wichtig ist, sich dagegen zur Wehr zu setzen und am wichtigsten, Kinder müssen lernen sich durchzusetzen, ohne anderen zu schaden. Ein jeder junger Erwachsene sollte in der Lage sein, seinen Platz in der Gesellschaft zu finden, unter Nutzung seiner individuellen Stärken und Fähigkeiten. Er sollte zu einem mitfühlenden, starken, durchsetzungsfähigen Menschen heranreifen, der gleichzeitig in der Lage ist, die Bedürfnisse seiner Mitmenschen zu erkennen, anzuerkennen und zu erfüllen, ohne sich selbst ausschließlich hinten anzustellen. Dafür benötigt es ein stabiles und vor allem realistisches Selbstbild.

Zwischen Autonomie & Schutzbedürfnis: Ein Widerspruch?

Das wohl größte und schwierigste Dilemma in der Kindererziehung ist die Kluft zwischen Erziehung zur Autonomie, bzw. Selbstständigkeit und dem Bedürfnis oder gar der Verpflichtung, das Kind zu beschützen. Um ein Kind zu einem mündigen Erwachsenen zu erziehen, ist es unumgänglich, dass er lernt und somit auch ausreichend Gelegenheit bekommt, eigene Entscheidungen zu treffen und darauf basierend auch eigene Erfahrungen zu machen. Doch leben wir in einer Welt, innerhalb derer das Kind zahlreichen Gefahren ausgesetzt ist. Wie also lässt sich diese Aufgabe bewältigen, woher sollen Eltern wissen, wann es sich um eine Gelegenheit handelt, das Kind „von der Leine zu lassen" und wann es besser angebracht wäre, schützende Grenzen zu setzen? Natürlich lässt sich diese Frage nicht pauschal beantworten und ist vor allem abhängig von den Faktoren Alter und Gelegenheit, weshalb ich hier zunächst grundsätzliche Anregungen geben möchte, ein Kind zur Eigenständigkeit zu erziehen und im Anschluss noch einige Beispiele geben werde, bei denen Vorsicht angeraten ist.

Erziehung zur Autonomie fängt im Grunde schon mit Kleinigkeiten an und kann bereits im Kleinkindalter beginnen. So ist es zum Beispiel sinnvoll, ein Kind selbst auswählen zu lassen, was es anziehen möchte. Neigt ein Kind nun dazu, sich unmögliche Farbkombinationen auszusuchen, hat es hier Gelegenheit zu lernen. Entweder wird es von den anderen Kindern für seine individuelle Art respektiert, was zu einer sehr positiven Lernerfahrung und Bestärkung seiner Individualität führen kann, oder es wird von den anderen Kindern für die Wahl seiner Kleidung gehänselt. In diesem Fall steht das Kind dann vor der Wahl, seinen Willen und Geschmack trotz Kritik durchzusetzen oder dem Druck der Gruppe nachzugeben und kann hier wunderbar lernen, am besten mit Unterstützung der Eltern, Kompromisse zu finden. Auch beim Thema Essen kann man in gesunden Grenzen dem Kind ein Mitbestimmungsrecht geben und sollte dies auch tun, zum Beispiel wenn Kinder bestimmte Nahrungsmittel partout nicht mögen, sollten sie niemals gezwungen werden, diese zu essen. Hier bietet es sich an, gemeinsam mit dem Kind nach Alternativen und Kompromissen zu suchen. Möchte Ihr Kind zum Beispiel überhaupt keinen Spinat essen, könnte man Gemüsearten suchen, die über ähnliche Inhaltsstoffe verfügen, dem Kind erklären, wozu es diese benötigt, und dann ihm die Wahl lassen, welche es ersatzweise essen möchte.

Unter Anleitung sollte man dem Kind außerdem die Verantwortung für bestimmte Lebensbereiche selbst übergeben, dies lässt sich gut umsetzen in den Bereichen Körperpflege, Ordnung im Kinderzimmer halten, Lernen für die Schule und Hausaufgaben. Solange die Eltern ein wachsames Auge darauf haben, dass das Kind diese Dinge nicht zu sehr schleifen lässt, bieten sich hier nämlich für Kinder zahlreiche wertvolle Lernerfahrungen, einfach durch die Reaktionen der Umwelt auf das Verhalten des Kindes. Natürlich sollte dies einen geschützten Rahmen haben und Sie sollten Ihr Kind nicht stinkend in die Schule lassen oder ihm vollkommen allein überlassen, ob es lernt und Hausaufgaben macht oder nicht, aber kleinere Nachlässigkeiten sollten erlaubt sein, da diese sich von ganz allein rächen und eine solche Lektion beim Kind viel besser Wurzeln schlägt als eine bloße Erklärung der Eltern, warum es etwas tun oder lassen sollte. Mit zunehmendem Alter kann man dem Kind dann immer mehr Eigenverantwortung übertragen und die Grenzen so ständig erweitern. Voraussetzung hierfür muss jedoch sein, dass es seine bisherigen Verantwortlichkeiten gut erfüllen konnte. Sehen Sie als Eltern in einem dieser Bereiche Probleme, setzen Sie sich mit Ihrem Kind zusammen und klären, wo die Probleme genau liegen. Nehmen Sie dem Kind die Verantwortung nicht ab, aber begleiten und unterstützen Sie es bei der Lösung etwaiger Schwierigkeiten.

Es gibt jedoch auch Lebensbereiche, innerhalb derer Kinder unbedingt Schutz und einen gewissen begleiteten Rahmen benötigen, das offensichtlichste Beispiel hierfür wäre das Internet. Je jünger das Kind, desto mehr Kontrolle und Sicherheit muss hier gegeben sein. Die Installation einer Kindersicherung für das Surfen im Internet ist Pflicht, reicht allein jedoch nicht aus. Kinder unter Zwölf sollten nur dann im Internet surfen, wenn absolut sichergestellt ist, dass sie nicht aufseiten gelangen können, deren Inhalte nicht für sie geeignet sind. In Chaträumen sollten sie entweder nur unter Aufsicht eines Erwachsenen schreiben dürfen oder aber die Chats müssen im Anschluss von den Eltern gegengelesen werden, denn gerade hier lauern die größten Gefahren für Kinder. Doch auch das Internet bietet gute Möglichkeiten, das Kind zur Autonomie zur erziehen, so kann man einem Zwölfjährigen zum Beispiel eine erste eigene E-Mail-Adresse einrichten und ihm die Verwaltung allein überlassen. Die Voraussetzung hierfür sollte sein, dass Sie als Eltern über das Passwort verfügen und jederzeit kontrollierend eingreifen können.

Ein weiteres Problemfeld in der Erziehung zur Eigenständigkeit und Eigenverantwortung sind Probleme mit anderen Kindern oder sogar Lehrern. Hier sollen Eltern die Lage sehr genau abwägen und nur dann eingreifen, wenn das Kind mit der Lösung tatsächlich überfordert ist oder eine akute Gefahr für das Kind besteht. Stehen Sie Ihrem Kind zur Seite, besprechen Sie die Probleme gemeinsam und erarbeiten gemeinsam mögliche Lösungswege, überlassen Sie die Umsetzung dieser Lösungen aber zunächst einmal dem Kind allein. Erst wenn sich herausstellt, dass Ihr Kind nicht in der Lage dazu ist, sollten Sie als Eltern eingreifen. Wird das Kind jedoch körperlich angegriffen, ist sofortiges Eingreifen selbstverständlich Pflicht, jedoch können Sie auch hier Ihrem Kind beibringen, dass es in der Lage ist, sich im Notfall auch selbst zu helfen und es nicht immer auf den Schutz der Eltern angewiesen ist, zum Beispiel durch Selbstverteidigungskurse. Dort lernen Kinder nicht nur, sich gegen körperliche Gewalt erfolgreich zur Wehr zu setzen, sondern sie lernen vor allem Strategien, diese bereits im Vorfeld zu vermeiden, wann immer es möglich ist.

Erziehungskonflikte

Wirklich jeder – unabhängig davon, ob eigene Kinder vorhanden sind oder nicht – kennt das Thema: Die typischen Konflikte zwischen den verschiedenen Generationen, sei es nun innerhalb einer Familie oder auch darüber hinaus, wenn zum Beispiel die ältere Generation über die jüngere schimpft. Gerade diese Generationenkonflikte scheinen aus absolut verhärteten Fronten zu bestehen und keiner der beiden Seiten kann es der anderen Seite recht machen. Diese Art von Konflikt ist jedoch keine neue Erscheinung der heutigen Zeit, sondern begleitet die Menschheit bereits seit der Antike. Sogar der griechische Philosoph Sokrates schimpfte schon über „die Jugend von heute" und bezeichnete die damaligen Jugendlichen als faul, antiautoritär und Luxus-fokussiert. Sein Schüler Platon und dessen Schüler Aristoteles setzen diese Schimpftiraden fort und vor ihnen schimpften schon die alten Ägypter und davor die Mesopotamier auf die Jugend. Man kann sagen, dass wir Menschen schon mindestens seit Beginn der Geschichtsschreibung der Meinung sind, die neue Generation wäre lebensunfähig und würde die Welt in den Abgrund treiben. Auf der anderen Seite sieht es kaum besser aus, Jugendlichen sämtlicher Epochen schimpften in der Antike wie heute über die

Generation ihrer Eltern und Großeltern, deren Ansichten seien veraltet, sie fühlen und fühlten sich unverstanden, haben zu allem eine andere Meinung und wissen alles besser.

Woher kommen nun diese Konflikte, die so alt sind, wie die Menschheit selbst? Im Grunde bedingen sie sich genau aus dem Grundthema dieses Kapitels, nämlich der äußerst schwierigen Gratwanderung zwischen Erziehung zur Autonomie und der Anleitung und dem Setzen von Grenzen und Regeln zum Schutz der Heranwachsenden. Es ist vollkommen natürlich, dass Kinder ab einem bestimmten Alter beginnen, zunächst sämtliche Werte und Normen der älteren Generation nicht nur infrage zu stellen, sondern diese grundsätzlich abzulehnen. Würden sie dies nicht tun, wie sollten sie sonst eine eigene Meinung – und noch viel wichtiger: eine eigenständige Persönlichkeit – ausbilden? Selbstverständlich sind die Ansichten und Moralvorstellungen, die von Jugendlichen dann vertreten werden extrem und selbstverständlich bedürfen diese Jugendlichen nach wie vor Anleitung, damit aus ihnen selbstbewusste, autonome und vor allem mündige Erwachsene werden können. Jedoch kommen den Erwachsenen hier eigene Probleme in die Quere:

Ein Erwachsener hat seine Persönlichkeit bereits ausgebildet und verfügt nicht nur über einen gewissen Erfahrungsschatz, sondern in den meisten Fällen leider auch über ein recht festgefahrenes Weltbild. Frühere Generationen, die noch einem stark autoritären Erziehungsstil ausgesetzt waren, haben die Phase der Rebellion nie durchlaufen können und wurden regelrecht in ihrem eigenen Willen gebrochen, dementsprechend schwer fällt es ihnen, neue Ansichten zuzulassen oder auch nur darüber nachzudenken. Erschwerend kommt hier noch hinzu, dass die Angst vor Veränderung ein wesentlicher Bestandteil unser aller Psyche ist, der als Schutzfunktion zu verstehen ist. Jeder kennt das Sprichwort *„never touch a running system“* und nach dieser Devise leben die meisten Menschen recht gut. Wer nichts verändert, muss sich nicht mit neuen Situationen, die nicht einschätzbar und potenziell gefährlich sind, auseinandersetzen. Darüber hinaus ist es auch einfach viel bequemer, alte Ansichten, Regeln und Moralvorstellungen nicht infrage zu stellen, sondern einfach so weiterzumachen, wie man es schon immer getan hat. Bis dann die lieben Kinder kommen und alles ganz anders sehen und anders machen wollen. Ein vernünftiger Umgang mit dieser Art von Konflikten ist jedoch gar nicht so schwierig, es benötigt hierfür jedoch vor allem bei den Erwachsenen eine gewisse Bereitschaft zur Reflexion als Voraussetzung. Zur Verdeutlichung möchte ich nun ein Beispiel anführen, wie diese Konflikte aussehen können und wie sie am besten zu bewältigen sind.

Nehmen wir einmal an, Sie als Elternteil haben selbst eine eher strenge Erziehung genossen, sie durften als Kind zum Beispiel nur bis sechs Uhr abends zum Spielen hinausgehen und als Jugendlicher nur bis zehn Uhr abends und in Begleitung Erwachsener hin und wieder mal das „Nachtleben" kennenlernen. Die gleichen Regeln lassen Sie nun Ihren eigenen Kindern angedeihen, doch diese empfinden diese Regeln als viel zu streng, werfen Ihnen vor, ihnen keinen Spaß zu gönnen und argumentieren damit, dass die anderen Kinder doch auch viel mehr dürften. Wenn Sie einen solchen Konflikt fair lösen und gleichzeitig Ihren Kindern vermitteln möchten, dass diese ein Recht auf eigene Ansichten und Mitbestimmung haben, wird es Zeit, sich einmal gemeinsam hinzusetzen. Sprechen Sie im Vorfeld mit den Eltern der Freunde Ihrer Kinder und bringen in Erfahrung, welche Regeln in diesen Familien gelten, so können Sie bereits überprüfen, wo Ihre eigenen Regeln möglicherweise tatsächlich stark von der Allgemeinheit abweichen. Sprechen Sie dann mit Ihren Kindern und hören sich deren Meinung an. Lassen Sie die Ansichten der Kinder gelten und vermitteln Ihnen, dass Sie diese ernst nehmen, gleichzeitig sollten Sie genau erklären, warum Sie die bisher geltenden Regeln aufgesetzt haben. Fällt Ihnen oder Ihren Kindern hierbei bereits auf, dass der einzige Grund der ist, dass Sie selbst als Kinder die gleichen Regeln hatten, sollten Sie unbedingt vor Ihren Kindern einräumen, dass man diese noch einmal überdenken sollte.

Lassen Sie Ihre Kinder Vorschläge für Kompromisse machen und finden gemeinsam eine bessere Lösung. Dabei ist es am wichtigsten, dass keiner nur verliert oder nur gewinnt. Am Ende sollten alle mit dem Gefühl aus dem Gespräch gehen, dass ihre Bedürfnisse ernst genommen und gehört wurden und die gemeinsam erarbeitete Lösung jedem zumindest ein Stück weit entgegenkommt. Lassen Sie es bei einer solchen gemeinsamen Lösungsfindung niemals zum Streit kommen, wobei Streit bedeutet, dass man sich im Ton vergreift und verletzende Äußerungen macht. Greifen Sie in solchen Fällen regulierend ein und sollten Sie sich selbst einmal im Ton vergreifen oder Ihr Kind verletzen, dann ist es wichtig, dass Ihr Kind dies nicht nur äußern darf, sondern Sie selbst auch in der Lage sind, Ihre Fehler einzugestehen und sich dafür zu entschuldigen. Wenn Eltern nicht in der Lage sind, Fehler oder falsche, bzw. veraltete Denkweisen zu erkennen und einzugestehen, werden die Kinder diese Fähigkeit auch nicht erlernen. Sind Sie als Elternteil dazu jedoch in der Lage, vermitteln Sie Ihrem Kind gleich mehrere wichtige Lektionen, nämlich zum einen, dass auch Eltern nicht unfehlbar sind und zum anderen, dass das Eingestehen von

Fehlern keine negativen Konsequenzen hat, sondern zum allgemeinen Frieden und gegenseitigem Verständnis beiträgt.

Bindungen

Das Grundthema der menschlichen Entwicklung

Grundlegendes

Wie stark unsere Fähigkeit ausgeprägt ist, Bindungen zu anderen Menschen aufzubauen, bestimmt maßgeblich über den Erfolg, mit dem wir unser Leben als Erwachsene gestalten können, da Beziehungen die Grundlage einer sozialen Gesellschaft sind. Dies gilt sowohl für den privaten Bereich als auch für das Arbeitsleben. Dementsprechend sollte deutlich sein, dass die Qualität der Beziehungen im Leben eines Kindes dem Faktor entspricht, der seine spätere Laufbahn am stärksten prägt. Ein neugeborenes Kind gleicht einem leeren Gefäß, es ist wie ein unbeschriebenes Blatt, hat bisher weder Erfahrungen gemacht noch gelernt, diese zu bewerten. Aus diesem Grund braucht ein Baby zwei Dinge, um überhaupt leben und sich entwickeln zu können. Das erste und wichtigste ist eine stabile Sicherheit- und Halt-vermittelnde Beziehung zu seinen Eltern. Diese Beziehung ist so etwas wie der „sichere Hafen", ein Ort, an dem sich das Kind bedingungslos sicher und geschützt fühlt und von dem aus es seine ersten Erfahrungen machen und im Fall, dass diese Furcht einflößend oder unverständlich sein sollten, jederzeit dorthin zurückkehren kann.

Das zweite ist die Fähigkeit seiner Eltern, Erlebtes sozusagen stellvertretend für das Kind emotional verarbeiten und dem Kind in dieser neuen Form zurückspiegeln zu können. Da Emotionen, wie alles andere, für Babys vollkommenes Neuland sind, können sie nur auf diese Art lernen, mit Gefühlen umzugehen und diese zu verarbeiten. Lässt man sie bereits an diesem Punkt damit allein, sind die Auswirkungen fatal. Wie fatal, zeigt das Experiment von Friedrich II. – 1194 – 1250 –, der sogenannte „Waisenkinderversuch". Grund für dieses Experiment war jedoch nicht, wie man nun vermuten mag, herauszufinden, wie wichtig Bindungen für die Entwicklung von Säuglingen und Kleinkindern sind, sondern ein ganz anderer. Friedrich II. wollte wissen, ob es so etwas wie eine grundlegende Sprache der Menschheit gäbe, eine Sprache, die sich sozusagen vor allen anderen entwickelt hatte.

Um dieser Frage auf den Grund zu gehen, ordnete er den Waisenkinderversuch an, im Zuge dessen mehreren Müttern die Kinder weggenommen und an Ammen übergeben wurden. Diese Ammen hatten die strikte Anweisung, mit den Kindern nicht sprechen zu dürfen, auch durften sie sie weder auf den Arm nehmen, noch liebkosen oder mit ihnen spielen. Sie sollten sie lediglich füttern und für das physische Wohl der Kinder sorgen. Friedrich II. glaubte, dass diese Kinder so in dem Alter, in dem sie normalerweise Sprechen lernen würden, begännen, die „Ursprache" zu sprechen, nach der er suchte. Leider kam es nie dazu, denn sämtliche Kinder, die an diesem Versuch beteiligt waren, verstarben innerhalb weniger Monate. Dieser mehr als traurige Versuch zeigt deutlich auf, dass Kinder nicht nur emotional angewiesen sind auf das Vorhandensein stabiler Bindungen. Fehlen diese gänzlich, fehlt ihnen die Grundlage für jegliche Entwicklung und sie sterben.

Die Ergebnisse der Studien über frühkindliche Entwicklung des englischen Kinderarztes und Psychoanalytikers *Donald Woods Winnicott* belegten die Erkenntnis der absoluten Notwendigkeit von Bindungen für die Entwicklung eines Kindes ebenso eindrucksvoll. Er fand heraus, dass Kinder nur dann, wenn ihr Grundbedürfnis nach Geborgenheit von ihrer Mutter gestillt wurde, in der Lage waren, eine stabile Fähigkeit entwickeln zu können, zwischen Subjekt und Objekt zu unterscheiden. Seine Lehren, die heute noch grundlegend in der Psychoanalyse sind, beschäftigen sich deshalb in besonderem Maße mit der elterlichen Fürsorge und wie diese idealerweise auszusehen hat. Sie beginnt mit der von ihm benannten „Haltephase“, die im Grunde das Säuglingsalter beschreibt und als die wichtigste Phase beim Bindungsaufbau bestimmt wurde. Indem die Mutter das Kind hält, ihm ihre Aufmerksamkeit schenkt und auf seine Gefühle und Bedürfnisse angemessen reagiert, entsteht zwischen Mutter und

Kind die erste und wichtigste Bindung im Leben des Säuglings. Hier lernt er Geborgenheit und Sicherheit kennen und kann später in seiner Entwicklung darauf aufbauen. Kommt es bereits in dieser Phase zu Fehlern oder fehlender emotionaler Präsenz der Mutter, hat dies schwerwiegende Folgen für die Entwicklung und das Selbstbild des Kindes, mit denen wir uns im nächsten Kapitel auseinandersetzen werden.

Stabile Bindungen – 4 Bindungstypen

Der britische Psychoanalytiker und Kinderpsychiater *John Bowlby*, die US-amerikanisch-kanadische Psychologin *Mary Ainsworth* und der schottische Psychoanalytiker *James Robertson* entwickelten gemeinsam in den 40er- bis 70er-Jahren die sogenannte Bindungstheorie, die sowohl Erkenntnisse aus der Entwicklungstheorie als auch aus der Bindungsforschung zusammenfasst. Im Rahmen eines Experiments kristallisierten sich im Laufe dieser Arbeit vier verschiedene Bindungstypen heraus, die auch heute noch zu den Grundlagen der Psychoanalyse zählen. Teilnehmer dieses Experiments waren Mütter mit Kindern zwischen zwölf und achtzehn Monaten, der Ablauf war simpel, wodurch die Möglichkeit der Ergebnisauswertung umso effektiver war. Für das Experiment wurde eine Mutter mit ihrem Kind in einen Raum mit Spielzeug gebracht. Sie sollte sich hinsetzen und ein Buch lesen, damit das Kind sich dem Spielzeug zuwendet. Im nächsten Schritt wurde eine für das Kind fremde Frau in den Raum geführt, die kurz Kontakt zu ihm aufnahm. Nun sollte die Mutter den Raum für kurze Zeit verlassen, während die fremde Frau bei dem Kind blieb. Wenige Minuten nach ihrer Rückkehr musste die Mutter den Raum ein zweites Mal für kurze Zeit verlassen und das Kind mit der fremden

Person zurücklassen. Beide Trennungen von Mutter und Kind verliefen jeweils nur über wenige Minuten, doch die Reaktionen der Kinder waren nicht nur unterschiedlich, sondern auch höchst aufschlussreich. Aus den Auswertungen dieser Ergebnisse leiteten die Forscher die folgenden vier Bindungstypen ab:

Bindungstyp A: die unsicher vermeidende Bindung

Kinder dieses Typs wirkten im Experiment äußerst selbstsicher und unabhängig. Ihre Reaktion auf das Verlassen der Mutter sowie auf ihre Rückkehr konnte man mit Gleichgültigkeit beschreiben. Ihr Verhalten signalisierte den Forschern, dass sie nicht über eine gesicherte Bindung zu ihrer Mutter verfügten, sondern dass sie in den ersten Lebensmonaten erfahren mussten, dass ihre Eltern sich nicht als zuverlässig erwiesen, wenn es um die Erfüllung ihrer Bedürfnisse ging. Bei den Kindern führte dies dazu, dass sie lernten, ihre Gefühle zu verstecken und im Zuge ihrer späteren Entwicklung wurde deutlich, dass sie ein ausgeprägt negatives Selbstbild entwickelt hatten.

Bindungstyp B: die sichere Bindung

Die Kinder dieses Bindungstyps reagierten im Experiment völlig konträr zu den Kindern des Bindungstyps A, sie protestierten, schrien und weinten, als die Mutter den Raum verließ, zeigten dafür jedoch auch große Freude und Erleichterung über die Rückkehr ihrer Mutter. Auch wenn diese Reaktion zunächst paradox erscheinen mag, sieht man sich die Reaktion der ersten Gruppe an, zeigt es doch deutlich, dass diese Kinder tiefes Vertrauen in ihre Eltern entwickelt hatten und sich nur sicher fühlten, wenn diese anwesend waren. Nach der Rückkehr ihrer Mütter wendeten sich nämlich diese Kinder wieder ihrem Spiel zu.

Bindungstyp C: die unsicher-ambivalente Bindung

Das Verhalten der Kinder dieses Bindungstyps während des Experiments lässt sich am ehesten mit ambivalent beschreiben. Auch sie protestierten, als die Mutter den Raum verließ, waren jedoch auch nach ihrer Rückkehr nicht in der Lage, sich zu entspannen und wieder dem Spiel zuzuwenden. Sie waren ängstlich, unsicher und klammerten. Die Forscher schlossen daraus, dass sie äußerst konträre Erfahrungen in Bezug auf die Reaktionen ihrer Eltern gemacht hatten, wenn sie Bedürfnisse geäußert oder gezeigt hatten. Einige Reaktionen der Eltern waren liebevoll und zuwendend, andere hingegen gleichgültig oder ablehnend. Daraus entwickelte sich beim Kind eine starke Verunsicherung, die es unter anderem dadurch zu kompensieren versuchte, indem es alles tat, um die Trennung von der Mutter zu verhindern.

Bindungstyp D: die unsicher-desorganisierte Bindung

Die Kinder dieses Bindungstyps zeigten im Rahmen des Experiments sehr widersprüchliches Verhalten, das sich durch Aggressionen gegen die Mutter, konfuses Verhalten und Stimmungsschwankungen ausdrückte. Die Forscher gingen davon aus, dass dieses Verhalten auf unverarbeitete Erlebnisse und sogar Traumata in den ersten Lebensmonaten zurückzuführen sei.

Bindung als transgenerationaler Effekt

Betrachtet man die im vorigen Kapitel beschriebenen Bindungstypen, sollte eines sehr deutlich werden: Wir können unseren Kindern nur das weitergeben, was wir selbst erfahren haben. In der Erziehung unserer Kinder orientieren wir uns in erster Linie daran, wie wir selbst erzogen wurden. Wenn Eltern aber nun durch eigene traumatische Erlebnisse in der Kindheit oder Mängel in ihrer eigenen Erziehung zu einem der drei nicht stabilen Bindungstypen gehören, wirkt sich das unweigerlich auf ihre Kinder aus und führt zu einem Teufelskreis. Der Bindungstyp, der uns als Kind gewissermaßen „in die Wiege gelegt wird“, prägt alle weiteren Bindungen, die wir in der Zukunft aufbauen und somit leider auch die zu unseren Kindern. Als Folge entstehen ganze Generationen innerhalb von Familien, in denen sich bestimmte Muster immer wiederholen. Meist handelt es sich dabei um spezifische Mutter-Kind-Konstellationen mit ganz eigenen, von Familie zu Familie individuellen, Problemstellungen, die in jeder Generation exakt gleich vorhanden sind. Dies liegt daran, dass die Bindung von der Mutter zum Kind die erste, engste und bedeutendste Bindung im Leben eines Kindes ist, jedoch sind solche schwierigen und sich wiederholenden Konstellationen auch zwischen Vätern und Kindern möglich.

Mit jeder neuen Generation, die diese Problematik aufs Neue durchspielt, ohne zu ahnen, was dem zugrunde liegt, schwindet das Vertrauen ineinander ein Stück mehr und die Fronten verhärten sich zunehmend. Jede neue Generation nimmt sich im Kindesalter vor, es mit den eigenen Kindern anders, besser zu machen und muss sich als Erwachsener in Konfrontation mit den eigenen Kindern eingestehen, dass er nicht in der Lage ist, anders zu handeln, als seine Eltern es getan haben. Aus diesem Grund ist es unumgänglich, dass sich Menschen, die Eltern werden oder dies anstreben, sich zunächst einmal tief gehend mit sich selbst auseinandersetzen und sich bewusst werden, ob bei ihnen selbst im Laufe ihrer eigenen Kindheit Schäden in Bezug auf Bindungsfähigkeit entstanden sind und welcher Art diese Schäden sind. Natürlich und im Grunde leider, tun dies die wenigsten werdenden Eltern, sind sich die meisten nicht einmal bewusst über die Wichtigkeit oder gar das Vorhandensein dieser Thematik. Doch auch, wenn Eltern bereits Kinder haben und es möglicherweise schon zu Problemen gekommen ist, kann man noch regulierend eingreifen. Am wichtigsten ist eine für alle Eltern unerlässliche Eigenschaft: Die Bereitschaft, sich mit den eigenen Problemen auseinanderzusetzen und notfalls auch Hilfe anzunehmen, um zugunsten ihrer Kinder Lösungen zu finden.

Durch gesunde Bindungen zu mehr Resilienz

Als Resilienz wird die psychische Widerstandsfähigkeit eines Individuums bezeichnet oder anders ausgedrückt, die Fähigkeit eines Menschen, mit schwierigen Situationen umzugehen, Lebenskrisen zu meistern und auch unter schwierigen Umständen und großen psychischen Belastungen stabil zu bleiben. Die Grundlage dieser Fähigkeit bildet sich bereits im Kleinkindalter aus und die Stärke, mit der sie bei einem Menschen ausgeprägt ist, steht und fällt mit der Stabilität der Bindungen, die diese Person im Kleinkindalter erfahren und erlernt hat. Ein Mensch, der mit einer stabilen und sicheren Bindung zu seinen Eltern aufgewachsen ist, hat gelernt, dass er im Falle von Problemen immer einen Rückhalt findet, dass es Menschen gibt, die für ihn sorgen, ihn auffangen und ihm helfen. Auf diese Art ließ sich für jedes Problem eine Lösung finden, wie schwierig es auch sein mochte. Doch was am bedeutendsten ist, ist die Tatsache, dass ein solcher Mensch auch niemals um die Beständigkeit seiner Bindungen fürchten musste, unabhängig davon, wie die schwierige Situation sich auch gestaltet haben mochte. Die Liebe und der Rückhalt seiner engsten Bezugspersonen waren für ihn so sicher, dass er diese nie infrage stellen musste.

Wer auf diese Art aufgewachsen ist, kennt ein beständiges Gefühl der Sicherheit und des Rückhalts, später auch unabhängig von seinen Eltern, da er in der Lage war, auch nach Verlassen des Elternhauses Bindungen der gleichen Qualität aufzubauen. Der Rückhalt, den ihm diese Bindungen verleihen, verleiht ihm im gleichen Maße auch Stärke, Durchsetzungs- und Durchhaltevermögen, weshalb er Problemen und Krisen mit einer sehr stabilen und sicheren Grundhaltung begegnet und sich davon nicht entmutigen lässt. Doch, wie sieht es bei Menschen aus, die nicht das Glück hatten, mit stabilen Bindungen aufzuwachsen? Menschen, die schon als Kinder mit ihren Emotionen und Problemen allein gelassen wurden, die im Falle von Schwierigkeiten noch zusätzlich darum fürchten müssen, die Unterstützung ihrer engsten Bezugspersonen gänzlich zu verlieren, weil sie beispielsweise Liebesentzug als Konsequenz auf unangenehme Ereignisse erfahren haben?

Menschen mit dieser Hintergrundproblematik stehen dem Leben allgemein sehr verunsichert gegenüber. Sie haben keinerlei Vertrauen, dass sich die Dinge zu ihren Gunsten entwickeln könnten oder dass sie selbst in der Lage sein könnten, ihr Schicksal und ihren Lebensweg zu meistern. Sie fühlen im Falle von Problemen oder Krisen von Kindheit an nur eines: Verunsicherung und Angst. Das eigene Versagen wird in jeder Krise praktisch vorausgesetzt, genauso wie der schlimmstmögliche Ausgang von Problemen. Menschen tendieren dazu, die Beziehung, die sie zu ihren Eltern hatten, später auf ihr Bild vom Leben – oder im Falle von religiösen oder spirituellen Personen – auf ihr Bild von Gott, dem Leben oder dem Universum als schöpferische Kraft zu projizieren. Hat ein Mensch gelernt, dass seine Eltern ihm nicht wohlgesonnen sind, kein Interesse an seinem Wohlergehen haben und dass auf sie kein Verlass ist, erwartet dieser Mensch genau diese Art von Beziehung auch vom Leben an sich – und zwar sein ganzes Leben lang, sofern er sich dessen nicht bewusst wird und daran arbeitet. Die Folge ist ein beständiges Gefühl der Überforderung und des Verloren-Seins, sobald etwas nicht nach Plan läuft. Größere Krisen werfen solche Menschen dann völlig aus der Bahn.

Aus diesem Grund möchte ich am Ende dieses Kapitels Ihnen als Elternteil oder Erzieher noch einmal ganz deutlich die enorme Bedeutung der Qualität der Bindung zu Ihren Kindern vor Augen führen. Sie legen damit den Grundstein für den gesamten weiteren Lebensweg Ihres Kindes.

Die Entwicklung des Kindes

Das Entwicklungsmodell nach Piaget

Die Entwicklungspsychologie und -theorie wurden von dem Schweizer Psychologen *Jean Piaget* (1896 – 1980), seinen Studien, Untersuchungen und Erkenntnissen maßgeblich geprägt. Seine Theorien und das von ihm entwickelte Entwicklungsmodell finden sich bis in die heutige Zeit in jedem Lehrbuch ausführlich wieder. Jedoch wurden seine Erkenntnisse auch ausgiebig überprüft und, wo nötig, ergänzt oder korrigiert. Die Ergebnisse neuer Studien haben deutlich gezeigt, dass die von ihm dargestellte kindliche Entwicklung um einiges schneller verläuft und dass es bedeutende, individuelle Unterschiede in der Entwicklung von Kleinkindern gibt. Aus diesem Grund wurde ihm inzwischen „pädagogischer Pessimismus“ vorgeworfen und sein Stufenmodell der kindlichen Entwicklung kann nicht mehr als universell anwendbar betrachtet werden. Dennoch bietet es einen guten Überblick über die verschiedenen Entwicklungsstufen von (Klein)Kindern und darüber hinaus Anhaltspunkte, wie eine gesunde, ungestörte Entwicklung abzulaufen hat, weshalb ich es in diesem Kapitel nun eingehend vorstellen möchte.

Piaget ging davon aus, dass der Mensch von Geburt an zwei grundlegenden Neigungen unterworfen ist, die seine Entwicklung überhaupt erst möglich machen. Die erste dieser Neigungen ist die Neigung zur *Adaption*, womit die Neigung zur Anpassung an die Umgebung gemeint ist. Die *Adaption* setzt sich aus zwei gegensätzlichen Prozessen zusammen, der *Assimilation*, die eine Veränderung der Umwelt zur Anpassung an die eigenen Bedürfnisse und Wünsche bezeichnet und der *Akkommodation*, die sich durch eine Änderung des eigenen Verhaltens zur Anpassung an die Umwelt ausdrückt. Die zweite grundlegende Neigung des Menschen ist die der *Organisation*, mit der der Wunsch nach Integration eigener Prozesse in zusammenhängende Systeme bezeichnet wird. Dies kommt bei Babys deutlich zum Ausdruck, die zu Beginn nicht in der Lage sind, mehrere Tätigkeiten in einen sinnvollen Ablauf zu integrieren. Wird ein Baby mit einem Gegenstand konfrontiert, muss es sich entscheiden, ob es ihn ansehen oder danach greifen will. Um beides in einem fortlaufenden Prozess durchführen zu können, der einen für das Kind sinnvollen Zusammenhang ergibt, muss es erst die Hand-Auge-Koordination erlernen.

Die *Assimilation* und *Adaption* dienen laut Piaget dem Bestreben, eine Harmonie mit sich selbst und der Umwelt herzustellen, einen Gleichgewichtszustand, der auch als *Equilibrium* bezeichnet wird. Nach Auffassung von Piaget unterteilt sich die kindliche Entwicklung in vier verschiedene Phasen, die alle aufeinander aufbauen und unabhängig von der Kultur sind, in der das Kind heranwächst. Die Altersstufen, die er diesen Phasen zugeordnet hat, sind jedoch, wie bereits erwähnt, nicht als universell zu betrachten, die Übergänge sind hier fließend und die angegebenen Altersstufen dienen somit lediglich einer groben Orientierung. Darüber hinaus unterteilt sich die erste dieser vier Phasen in diverse „Unterphasen“, die hier im Folgenden beschrieben werden.

Die sensomotorische Phase – Geburt bis 24. Lebensmonat

Diese erste Lebensphase ist deutlich geprägt durch die noch fehlenden kognitiven Fähigkeiten, die der Säugling noch erlernen muss. Er verfügt zunächst lediglich über sensorische Fähigkeiten, also die Fähigkeiten zu hören, zu sehen und zu fühlen, sowie über grobmotorische Fähigkeiten, also die Fähigkeit zu Bewegungsvorgängen, die anfangs rein reflexgesteuert sind. Innerhalb der sensomotorischen Phase entwickelt das Kind seine ersten kognitiven Fähigkeiten, indem es mittels motorischer Vorgänge auf sensorische Reize reagiert. Das Kind nimmt etwas sensorisch wahr und als Reaktion darauf erfolgt eine Bewegung. Diese Reaktionen auf Reize werden im Laufe der Zeit immer koordinierter und das

Kind lernt, seine motorischen Fähigkeiten zu verbessern und zu verfeinern und seine Reaktionen auf die Art des sensorischen Reizes anzupassen.

Im *ersten Lebensmonat* durchläuft der Säugling dabei die *Phase der groben Reflexmechanismen.* Zum Beispiel ist das Saugen an der Brustwarze der Mutter ein angeborener Reflex. Dieser Reflex wird jedoch zwischen den Mahlzeiten gewissermaßen geübt, indem das Kind auch ohne den Kontakt zur Mutterbrust und später auch an Gegenständen, zum Beispiel Spielzeugen, saugt. Je häufiger diese Vorgänge stattfinden, desto sicherer lernt der Säugling zwischen der Brustwarze der Mutter und anderen Gegenständen zu unterscheiden.

Vom *ersten bis vierten Lebensmonat* findet die *Phase der primären Kreisreaktionen* statt. Innerhalb dieser Phase übt sich der Säugling in Tätigkeiten, die auf den eigenen Körper beschränkt sind und nach dem Lustprinzip gesteuert werden. Alles, was es als angenehm empfindet, wird wiederholt und als eigenständige Handlung ausgebaut. Berührt ein Säugling zum Beispiel zufällig mit den Fingern seine Lippen, empfindet er dies als angenehm und baut diese Bewegung bewusst weiter aus, was wiederum irgendwann zum Daumenlutschen führt. Das Denken des Kindes ist in dieser Phase als rein kausal zu betrachten, das bedeutet, es finden lediglich direkte Reaktionen auf Sinnesreize, Erfahrungen und Erlebnisse statt, in einem dem Kind möglichen Rahmen. Dinge werden betrachtet, befühlt, in den Mund gesteckt und so für das Kind erfahrbar.

Der *vierte bis achte Lebensmonat* bezeichnet die *Phase der sekundären Kreisreaktionen.* In dieser Phase finden Kinder heraus, dass ihre Handlungen zu bestimmten Reaktionen oder Konsequenzen in der Umwelt führen und beginnen, die Regeln zu erforschen, nach denen sie gewünschte Reaktionen hervorrufen können. Gegen Ende dieser Phase sind Kinder in der Lage zu begreifen, dass Objekte auch dann noch existieren, wenn sie sie nicht mehr sehen können.

Vom *achten bis zwölften Lebensmonat* wechseln Kinder in die *Phase intentionalen Verhaltens.* Sie erweitern dann die Handlungsschemata, mit denen sie gelernt haben, bestimmte Effekte hervorzurufen, auf neue Situationen und Objekte. Durch Experimentieren finden Sie heraus, wie sie gelernte Abläufe erweitern und auf neue Situationen umsetzen können. Gleichzeitig findet eine stetige Verbesserung der erlernten motorischen Abläufe statt.

Der *zwölfte bis achtzehnte Lebensmonat* bezeichnet die *Phase der tertiären Kreisreaktionen.* Kinder in dieser Phase erweitern ihr experimentelles Verhalten und konzentrieren sich besonders darauf herauszufinden, unter welchen Umständen bestimmte Ereignisse stattfinden, bzw. wie sich erlernte Abläufe verändern lassen, um zu anderen Ergebnissen zu kommen.

Vom *achtzehnten bis vierundzwanzigsten Lebensmonat* findet dann der Übergang zur nächsten kindlichen Entwicklungsphase – *der präoperationalen Phase* – statt. Das Kind ist inzwischen in der Lage, das Ergebnis einer Handlung zumindest teilweise vorherzusehen. Es muss seine Aktivitäten nicht mehr praktisch üben, sondern kann diese im Geist durchspielen und vorausplanen.

Die präoperationale Phase – zweites bis siebtes Lebensjahr

Kinder, die sich in dieser Phase, also im Kindergarten und Vorschulalter befinden, sind noch nicht zu logischem Denken wie Erwachsene fähig. Sie neigen zu *Anthropomorphismus*, womit die Vermenschlichung von Gegenständen bezeichnet wird. So halten sie nicht nur ihre Spielzeuge und andere Gegenstände für lebendig, sondern sie unterstellen ihnen auch menschliche Gefühle und Absichten. Darüber hinaus unterliegen Kinder in dieser Phase dem sogenannten „magischen Denken“, sie glauben an eine Führung oder Steuerung der Ereignisse durch höhere Mächte. Außerdem sind Kinder in dieser Phase, ab dem vierten Lebensjahr, auf eine egozentrische Denkweise festgelegt. Damit ist jedoch nicht gemeint, dass sie egoistisch wären, sondern es geht hier vielmehr um ihre Sicht auf die Welt. Sie sind noch nicht in der Lage zu verstehen, dass es unterschiedliche Perspektiven oder Sichtweisen gibt, weshalb sie davon ausgehen, dass jeder Mensch genauso denkt, fühlt und wahrnimmt, wie sie selbst. Aus diesem Grund können sie sich noch nicht in andere hineinversetzen. Das letzte wichtige Merkmal der präoperationalen Phase ist die sogenannte *Zentrierung*. Diese bedeutet, dass Kinder dieser Altersstufe sich bei Entscheidungsprozessen nur bedingt auf mehrere Merkmale gleichzeitig konzentrieren können. Sollen sie zum Beispiel mehrere gleiche Gegenstände nach Größe sortieren, so gelingt ihnen das problemlos, wenn es sich nur um zwei Gegenstände handelt. Sind jedoch drei oder mehr Gegenstände zu sortieren, fällt es ihnen schwer, den Bezug zwischen den einzelnen Objekten zu erkennen.

Phase der konkreten Operationen – siebtes bis zwölftes Lebensjahr

Bis zum Eintritt dieser Phase ist die Urteilsbildung eines Kindes vollständig von seiner Wahrnehmung geprägt, was sich nun ändert. Das Denkvermögen wird zunehmend abstrakter, um dies zu veranschaulichen, ist die sogenannte „Umschüttaufgabe“ ein geeignetes Beispiel.

Wenn man ein breites Gefäß mit Wasser nimmt und dieses in ein schmaleres und höheres Gefäß umschüttet, würde ein Kind der präoperationalen Phase schlussfolgern, dass im zweiten Gefäß mehr Wasser ist, da der Wasserstand höher ist. Das Kind in der Phase der konkreten Operationen hingegen ist in der Lage, in mehrere Dimensionen und vor allem logischer zu denken. Ihm ist klar, dass, wenn beim Umschütten kein Wasser verloren ging und auch keines hinzugefügt wurde, die Menge an Wasser gleichgeblieben sein muss. Am Ende dieser Phase, dem Übergang zur Phase der formalen Operationen, erweitert das Kind schließlich sein Denken und wird zu hypothetisch-deduktivem Denken fähig. Das bedeutet, es ist in der Lage, aufgrund zweier wahrer Aussagen hypothetische Schlussfolgerungen zu ziehen, die dann ebenfalls wahr sein müssen, wie im folgenden Beispiel:

1. Alle Menschen müssen essen, sonst verhungern sie.
2. Ich bin ein Mensch.
3. Schlussfolgerung: Wenn ich nicht esse, verhungere ich.

Phase der formalen Operationen – zwölftes bis fünfzehntes Lebensjahr

Mit Erreichen dieser Phase ist das logische Denkvermögen vollständig ausgebildet. Probleme können rein hypothetisch gelöst werden und das Kind ist in der Lage, durch rein geistiges Ausprobieren verschiedener Variablen eine logische Schlussfolgerung zu finden.

Säuglings- & Kleinkindalter (0 bis 3)

Das erste Lebensjahr ist vor allem geprägt von körperlicher Entwicklung, das Baby lernt Sitzen, Krabbeln und Gehen, trainiert unermüdlich seine Hand-Auge-Koordination und verbessert so seine motorischen Fähigkeiten. Doch auch die Grundlagen für spätere geistige Kapazität und soziale Kompetenzen werden in dieser Zeit gelegt. Bezüglich der sozialen Kompetenzen lernen Babys im ersten Lebensjahr vor allem Urvertrauen in ihre Bezugspersonen und ihre Umgebung – solange sie keine gegenteiligen Erfahrungen machen müssen. Aber auch die ersten Erfahrungen der Selbstwirksamkeit finden bereits im ersten Lebensjahr statt, weshalb es wichtig ist, Kinder in dieser Phase – unter Aufsicht – experimentieren zu lassen. Wird ein Baby diesbezüglich überbehütet, leidet seine Entwicklung insofern, als es sich später weniger zutraut als andere Kinder im gleichen Alter.

Im Alter von zwei bis drei Jahren strotzen Kleinkinder dann nur so vor Energie Sie sind noch unbelastet von Ängsten oder negativ prägenden Erfahrungen, die sie in ihrer Neugier und ihrem Forscherdrang bremsen könnten und wollen einfach alles erkunden. Da sie auch körperlich sehr fit und belastbar sind, laufen und krabbeln sie den ganzen Tag herum und wollen alles anfassen, auseinandernehmen, in den Mund stecken und herausfinden, was man sonst noch mit irgendwelchen Objekten anstellen kann. Auf diese Art lernen sie die Welt kennen, es ist also wichtig, seine Kleinkinder dies auch tun zu lassen, sie dabei jedoch niemals unbeaufsichtigt zu lassen. Kinder dieser Altersgruppe sind durch ihren Entdecker- und Tatendrang einem ständigen, hohen Verletzungsrisiko ausgesetzt!

Diese Phase wird außerdem als die „Autonomiephase“ bezeichnet, denn jetzt lernt ein Kind sich selbst als etwas Eigenständiges, von der Umwelt getrennt Existierendes zu erfahren. Der Ich-Begriff bildet sich aus, wodurch als nächste Lernerfahrung auch das Begreifen von Besitzverhältnissen ansteht. „Das Spielzeugauto gehört mir, die Puppe gehört meiner Schwester“. Da sich Kleinkinder in dieser Phase häufig auch in riskante Situationen hineinmanövrieren, machen sie nun auch ihre ersten Angsterfahrungen und lernen gleichzeitig, wann Grund zur Angst besteht und wann und wo sie sicher sind – zum Beispiel bei den Eltern.

Kindergartenalter (3 bis 6)

Diese Phase ist für Kinder eine Zeit großer Veränderungen und Erweiterungen. Nicht nur ihr Umfeld und ihre sozialen Kontakte erweitern sich durch die Tatsache, dass sie in den Kindergarten kommen, auch ihr Wirkungsradius wird dadurch vergrößert. Sie machen ihre ersten Erfahrungen außerhalb der schützenden Familie und des schützenden Heims, zum Großteil auch ohne ihre Eltern. Dass sie dafür auch bereit sind, zeigt sich spätestens dann, wenn sie beginnen, sich eigenständig mit anderen Kindern zum Spielen zu verabreden. Es entsteht ein noch stärkerer Drang, die Welt zu erkunden und so viel Neues zu entdecken wie möglich. Gleichzeitig blüht die Fantasie von Kindern in dieser Altersstufe regelrecht auf. Wer kennt nicht das Kind, dass neben einem Haufen schönster Spielsachen sitzt und diese vollkommen ignoriert, während es völlig versunken mit einem Karton spielt? Dieser Karton kann dann alles Mögliche sein, ein Berg, ein Haus, ein Auto.

Gemeinsame Spiele mit anderen Kindern erfreuen sich nun großer Beliebtheit und dienen – auch wenn es den Kindern nicht bewusst ist – vor allem dem Erlernen wichtiger Fähigkeiten und sozialer Kompetenzen. Es werden Abläufe innerhalb der Familie nachgespielt und die Kinder schlüpfen untereinander in die Rolle der Eltern, dadurch erproben sie sich nicht nur darin, Verantwortung zu übernehmen, sondern lernen auch, gemeinsam Kompromisse zu finden, Entscheidungen zu fällen und wenn es nötig ist, auch zu streiten.

Kinder zwischen sechs und zehn Jahren und Vorpubertät

Auf körperlicher Ebene finden in dieser Zeit große Veränderungen statt. Der Zahnwechsel setzt ein, die Milchzähne fallen aus und machen Platz für neue Zähne, gleichzeitig durchlaufen sie regelmäßige Phasen mit großen Wachstumsschüben. Das Kindchenschema geht immer mehr verloren, der Körperschwerpunkt verlagert sich ebenfalls, wodurch eine gewisse Tollpatschigkeit sich nicht immer vermeiden lässt. Davon abgesehen haben sich die motorischen Fähigkeiten inzwischen stark verbessert. Kinder können sich nun selbstständig anziehen und auch die Tätigkeiten der eigenen Körperpflege eigenständig übernehmen und ausführen.

Durch den Eintritt in die Schule werden Kinder dann auch mit der Tatsache konfrontiert, Leistungen bringen zu müssen und dafür bewertet zu werden. Für ein Kind bedeutet dies einen großen Einschnitt im Leben, kannte es bisher nur beinahe grenzenlose Freiheit, wenn es um die Gestaltung seiner Zeit ging, muss es sich nun verstärkt an Regeln, feste Zeitabläufe und Strukturen und vor allem den Gedanken, nicht immer tun zu können, was man will, gewöhnen. Auf der anderen Seite lernen Kinder in dieser Phase neben relevanten Einschnitten in ihre Freiheit auch das Gegenteil kennen:

Freundschaften mit anderen Kindern werden auf ein neues Niveau angehoben, da die Kinder nun alt genug sind, sich selbstständig zu verabreden und sich auch mal ohne Aufsicht der Eltern mit Freunden zu treffen. Innerhalb der Familie müssen sie nun ebenfalls einen neuen Platz finden, da sie nicht mehr so vollständig abhängig sind wie Kleinkinder, aber auch noch nicht völlig autonom. Hier lässt sich ab dem achten Lebensjahr die sogenannte Vorpubertät erkennen, die noch relativ friedlich vonstattengeht und vor allem durch die eben beschriebene Suche nach dem eigenen neuen Platz innerhalb der Familie und Gesellschaft gekennzeichnet ist. Diese drückt sich aus durch ein, bisher ungekanntes, Streben nach Unabhängigkeit und auch die Diskussionen mit den Eltern nehmen zu. Regeln werden von nun an nicht mehr einfach hingenommen, sondern es wird stetig versucht, die gesetzten Grenzen zu erweitern.

Jugendzeit & Pubertät

Die eigentliche Pubertät setzt mit Eintreten der körperlichen Geschlechtsreife ein, dies geschieht bei Mädchen mit ca. neun Jahren etwas früher als bei Jungen mit etwa elf Jahren. Für Heranwachsende ist dies die größte Zeit der Veränderungen, in der das Leben scheinbar vollkommen auf den Kopf gestellt wird. Die Sexualität wird besonders in der Pubertät zum zentralen Thema, die Jugendlichen ziehen sich jetzt vermehrt zurück und wollen auch nicht mehr alles mit ihren Eltern teilen. Sie benötigen mehr Privatsphäre und machen ihre ersten sexuellen Erfahrungen. Masturbation ist gerade in dieser Phase – und besonders bei Jungen – ein sehr zentrales Thema, auch wenn die ersten zaghaften Masturbationsversuche bei Kindern bereits mit ca. drei Jahren einsetzen.

Doch bei all den aufregenden Veränderungen sind die Jugendlichen, besonders zu Beginn der Pubertät, auch stark hin- und hergerissen. Sie stehen an der Schwelle zum körperlichen Erwachsenwerden und sie bekommen dies stark zu spüren, haben auch den immer stärker werdenden Drang nach mehr Autonomie und Freiheit. Doch gleichzeitig sind sie auch noch Kinder mit kindlichen Bedürfnissen, wie die Bedürfnisse nach Nähe zu den Eltern, Geborgenheit und Schutz. Dadurch ist diese Phase nicht nur für die Heranwachsenden eine Gratwanderung, die an den Nerven zerrt, sondern auch für ihre Eltern. Durch die hormonelle Umstellung sind Kinder, vor allem in der Phase der Hochpubertät zwischen zwölf und sechzehn Jahren, auch starken emotionalen Schwankungen unterworfen, neue, bisher ungekannte Gefühle kommen hinzu und überfordern die Kinder in ihrer Intensität oft völlig.

Hier besteht großes Krisenpotenzial, da die Kinder erst lernen müssen, wie sie mit diesen Gefühlen am besten umgehen können. Sie machen jetzt Erfahrungen, die ihnen helfen, sowohl geistig als auch emotional zu wachsen, doch sind solche Erfahrungen häufig auch schmerzhaft. Nehmen wir als Beispiel den sich ankündigenden Tod eines Haustiers. Während kleine Kinder hier zwar auch schon die schmerzhafte Erfahrung des Verlusts machen müssen, bleiben sie von den Aspekten der Verantwortung noch unberührt. Die Eltern entscheiden, wann es an der Zeit ist, ein geliebtes Haustier zu erlösen. Stellen wir uns nun aber ein Kind im Alter von sechzehn Jahren vor und seinen Hund, der es seit zehn Jahren begleitet. Er ist zu einem treuen Freund und Vertrauten des Kindes geworden und in diesem Alter ist es vermutlich auch allein für seine Pflege verantwortlich. Doch die Zeit steht nicht still, der Hund bekommt eine altersbedingte Erkrankung wie Krebs, es geht ihm zunehmend schlechter.

Hier besteht eine große Chance, das Kind in Begleitung wachsen zu lassen, indem man es nicht nur in das Geschehen einbezieht, also alles offen mit ihm bespricht, ohne etwas zu beschönigen. Da es sich um das Haustier des Kindes handelt, für dass es im Idealfall schon länger die Hauptverantwortung trägt, sollte nun auch die Entscheidung, wann es Zeit ist, den teuren Freund gehen zu lassen, um ihm Leiden zu ersparen, dem Kind obliegen. Dies ist zugegeben eine sehr schmerzliche Erfahrung, die gleichzeitig jedoch auch das Potenzial großer Reife in sich birgt. Lassen Sie Ihr Kind damit nicht allein, sondern stehen ihm emotional und Rat gebend zur Seite, doch überlassen Sie ihm die letzte Entscheidung und alle daraus resultierenden Konsequenzen. Sie können Ihre Kinder nicht ewig vor schmerzlichen Erfahrungen beschützen und es ist besser, sie frühzeitig darauf vorzubereiten, solange Sie sie dabei noch begleiten können. Das Leben wird sie ohnehin immer wieder mit schwierigen Entscheidungen konfrontieren und so schmerzhaft diese auch sein mögen, beinhalten sie immer auch die Chance zu wachsen.

In dieser Phase brauchen Kinder somit beides: viel Freiraum und gleichzeitig kontinuierliche Begleitung durch die Eltern. Auch, wenn Jugendliche es nie zugeben würden, ist es doch unumgänglich, dass die Eltern immer ansprechbar sind und mit Rat und Tat zur Seite stehen können. Natürlich sollte hierfür ein fundiertes Vertrauensverhältnis bestehen, sonst sind Schwierigkeiten vorprogrammiert. Auch Regeln und Grenzen gewinnen in dieser Zeit noch einmal an Bedeutung, denn durch das neu erwachte sexuelle Interesse müssen Eltern sehr umsichtig sein, um ungewollten Schwangerschaften vorzubeugen. Gespräche über Verhütung sind jetzt ein absolutes Muss, denn es ist leider immer weniger möglich, die Kinder in dieser Phase ausreichend zu überwachen. Dies wäre auch gar nicht sinnvoll, sollen sie doch langsam zu selbstständigen Erwachsenen werden.

Junge Erwachsene

Ab dem Erreichen des sechzehnten oder spätestens siebzehnten Lebensjahres kann man von jungen Erwachsenen sprechen. Die wichtigsten Lernerfahrungen sind inzwischen gemacht, die „Kinder“ weitgehend autonom und getrieben von dem unbändigen Wunsch nach freier Entfaltung und dem Hinter-sich-Lassen von Regeln. Es ist an der Zeit, die Zügel immer mehr zu lockern, während von den Eltern gleichzeitig immer noch ein schützendes und stabiles Umfeld geboten wird. Wer es bis hierhin geschafft hat, ein stabiles Vertrauensverhältnis zu seinen Kindern aufzubauen und eine Beziehung, die von Nähe und gegenseitigem Respekt geprägt ist, wird es in dieser Phase um einiges leichter haben. Eltern, die wissen, dass sie ihren Kindern vertrauen können, weil diese umgekehrt auch ihren Eltern vertrauen, können leichter loslassen, wenn es nötig ist, und sollten Grenzen gesetzt werden müssen, werden diese auch leichter akzeptiert. Sie sollten als Eltern nun auch beginnen, die Verantwortlichkeiten Ihrer Kinder zu erweitern, gestehen Sie ihnen mehr Freiraum zu, während Sie im gleichen Rahmen die Pflichten ausdehnen, um Ihre Kinder optimal auf ihre Zeit als eigenständige Erwachsene vorzubereiten. Doch seien Sie immer da, wenn es zu Problemen kommt, und helfen mit zielorientierten Lösungsansätzen.

Erziehung als moderne Herausforderung

Mutter, Vater, Kind?

Das klassische Familienmodell, das die meisten der heutigen Eltern noch aus ihrer eigenen Kindheit kennen, existiert in dieser Form immer weniger in der modernen Gesellschaft. Wo es noch vor zwanzig bis dreißig Jahren Normalität war, dass der Vater den ganzen Tag arbeitete und für die finanzielle Absicherung der Familie zuständig war, während die Mutter den ganzen Tag zu Hause und für Haushalt und Kindererziehung zuständig, hat eine große Veränderung stattgefunden. Damals waren die Väter meist kaum mehr für die Kinder als Personen großer Autorität, zu denen sie aber kaum eine Beziehung aufbauen konnten. Sie hielten sich entweder größtenteils heraus aus der Erziehung oder führten die Familie mit allzu strenger Autorität. Für emotionale Belange waren sie jedoch kaum ansprechbar und außerdem glänzten sie, aufgrund ihrer Aufgabe innerhalb der Familie, meist mit Abwesenheit. Die Mutter war hingegen der Dreh- und Angelpunkt in familiären Belangen, sie war immer da, wenn die Kinder sie brauchten, und konnte ihre gesamte Zeit der Familie und der Erziehung widmen. Gleichzeitig gab es meist noch die Großeltern, die entweder mit im Haus oder zumindest in unmittelbarer Nähe lebten und somit zu einem weiteren wichtigen

Bezugspunkt für die Kinder wurden, genauso wie zu einer unbezahlbaren Entlastung für die Eltern.

In der heutigen Zeit findet man dieses Familienmodell kaum noch, steigende Lebenshaltungskosten sorgen dafür, dass meist beide Elternteile arbeiten müssen, zerfallende Familienstrukturen und generationsbedingte Streitigkeiten sorgen für eine Kluft zwischen Eltern und Großeltern. Doch nicht nur in diesen Umständen finden sich Gründe für die Veränderungen. Frauen haben lange für ihre Unabhängigkeit und Rechte gekämpft und wollen zu Recht ein eigenes Leben führen, in dem sie auch Erfüllung außerhalb der Familie finden können. Nicht nur das liebe Geld ist also verantwortlich dafür, dass immer mehr Mütter arbeiten. Und doch bewegen wir uns hier immer noch in relativ klassischen Familienstrukturen, die sich gewissermaßen nur so weit verändert haben, dass sie der heutigen Zeit angepasst sind.

Darüber hinaus finden wir heute eine Vielzahl an möglichen Familienstrukturen, alleinerziehende Mütter oder auch Väter, gleichgeschlechtliche Eltern mit Kindern und die sogenannten Patchworkfamilien, die meist ein buntes Sammelsurium aus verschiedenen Beziehungen sind. Die Ehe als solche hat für das Modell Familie vollständig an Bedeutung verloren, was auf der einen Seite für mehr Freiheit innerhalb derselben sorgt, auf der anderen Seite aber auch dafür, dass sich Familienstrukturen schneller und früher auflösen, als es mit ein wenig Zeit und der Bereitschaft, an Problemen zu arbeiten, nötig gewesen wäre. All diese neuen familiären Modelle bringen eigene, neue Herausforderungen mit sich, Probleme, an die frühere Generationen nicht einmal gedacht hätten. Eltern von heute müssen somit neue Wege finden, ihr eigenes Familienmodell, wie auch immer dieses aussehen mag, mit den sich immer schneller verändernden Anforderungen der Gesellschaft und der Zeit unter einen Hut zu bringen.

Doch auch, wenn heute in den meisten Fällen der Rückhalt, den ein Mehrgenerationenhaushalt bietet, fehlt und neue Familienstrukturen trotz allem oft mit Vorurteilen zu kämpfen haben, hat sich auch einiges zum Guten verändert. Die Hilfsangebote für Familien haben sich der heutigen Zeit mehr oder weniger angepasst und gleichzeitig bieten neue Herausforderungen auch neue Gelegenheiten für Wachstum. So sind die heutigen Kinder meist viel früher gefordert, ein gewisses Maß an Selbstständigkeit zu erreichen, was nicht immer schlecht sein muss. Sicher waren die Hausfrau und Mutter von damals genauso ausgelastet wie eine heutige Mutter, doch lagen ihre Hauptaufgaben in der Kindererziehung und Haushaltsführung. Deshalb wurden Kinder früher in einem stärkeren Maße bemuttert,

Verantwortlichkeiten wurden ihnen weniger auferlegt und Entscheidungsfreiheit wurde meist erst viel später für die Kinder eingeräumt. Die Mutter entschied darüber, was die Kinder anziehen, genauso wie über ihren Tagesablauf. Im Haushalt helfen mussten die Kinder früher auch viel seltener als heute und wenn es darum ging, Entscheidungen zu treffen, die die spätere Laufbahn der Kinder betrafen, wurden diese meist von den Eltern entweder vorgegeben oder zumindest stark beeinflusst.

Den Eltern und vor allem den Müttern von heute fehlt schlicht und einfach die Zeit, ihren Kindern all das abzunehmen. So lernen die heutigen Kinder auch dementsprechend früher, Entscheidungen für sich selbst zu treffen, sei es in Kleinigkeiten wie der Frage „Was ziehe ich heute an?" oder in Dingen, die größere Konsequenzen nach sich ziehen, zum Beispiel die Entscheidung wann und wie viel gelernt wird, ob Hausaufgaben gemacht werden oder nicht, etc. Auch die Kleinkindzeit hat sich heute im Vergleich zu vor zwanzig Jahren maßgeblich verändert, da selbst in Durchschnittsfamilien beide Eltern arbeiten und die Kinder somit schon sehr früh in einer Ganztagsbetreuung ihren Tag verbringen. Dies beginnt oft schon nach Ablauf der Elternzeit, im Alter von zwei Jahren, manchmal auch bereits im Säuglingsalter. Diese Kinder leiden jedoch nicht unbedingt unter diesen Veränderungen, solange ihre Eltern es schaffen, dem Balanceakt zwischen Arbeit, der eigenen Erfüllung und den Bedürfnissen der Familie gerecht zu werden.

Fehlende Zeit mit den Eltern kann ausgeglichen werden, indem für eine Betreuung durch Personen gesorgt ist, die den Kindern ebenso viel Liebe, Zuneigung und Geborgenheit schenken, wie es die Eltern tun. Gleichzeitig sollten Eltern die Zeit, die sie mit ihren Kindern haben, so wertvoll und inhaltsvoll wie möglich gestalten. Indem wir unseren Kindern mehr zutrauen – mehr Verantwortung, mehr Recht auf Selbstbestimmung und dadurch mehr Freiheit, können wir sie viel effektiver zu autonomen, empathischen und verantwortungsbewussten Erwachsenen heranziehen. Doch müssen dafür auch Zugeständnisse vonseiten der Eltern gemacht werden und es muss klar sein, dass die eigene Freizeitgestaltung die niedrigste Priorität hat. Stattdessen sollte der größte Wert darauf gelegt werden, die freie Zeit zu nutzen, um eine möglichst von Nähe und Vertrauen geprägte Beziehung zu den Kindern aufzubauen, sowie den Frieden und die Harmonie innerhalb der Familie zu wahren.

Um diese Ziele erreichen zu können, ohne die eigenen Bedürfnisse und die der Kinder zu stark zurückstellen zu müssen, sollten Eltern von heute vor allem eines tun: Sich so gut wie möglich vernetzen. Dazu bieten sich besonders die sozialen Medien an für Menschen, die aus verschiedenen Gründen nicht über ausreichend soziale Kontakte in ihrer Umgebung verfügen. Über Facebook- oder WhatsApp-Gruppen lernt man Familien im eigenen Umkreis kennen und kann sich so gegenseitig unterstützen. Doch auch Kontakte zu den Nachbarn sollte man pflegen, besonders, wenn diese ebenfalls Kinder haben. Es ist im Interesse aller Menschen, die Anonymität, die sich in unserer Gesellschaft ausbreitet, zu durchbrechen. Viele Menschen leben einsam vor sich hin und wären dankbar für Gesellschaft oder eine Aufgabe. Jeder Mensch braucht das Gefühl, gebraucht zu werden und gerade ältere Menschen gehören in unserer Gesellschaft zu den „Vergessenen". Deshalb lernen Sie vor allem Ihre Nachbarn kennen, auch in der älteren Generation finden Sie vielleicht potenziellen Großelternersatz, der Ihnen helfen kann, den stressigen und anspruchsvollen Familienalltag besser zu bewältigen. Gewinnen tun am Ende beide Seiten.

Erziehungsstile: Was steckt dahinter & was passt zu mir?

Erziehungsstile gibt es so viele verschiedene, dass dieses Thema allein ein ganzes Buch füllen könnte, das wiederum führt gerade bei jungen Eltern, die sich zum ersten Mal in das Abenteuer Elternschaft stürzen, zu großer Verunsicherung. Was ist richtig und was ist falsch? Wie bei jeder Frage gibt es auch zum Thema Kindererziehung sehr viele und voneinander abweichende Meinungen, eine Orientierung kann man meist nur finden, wenn man auf die eigene Intuition vertraut. Doch auch damit könnte man falsch liegen und grundsätzlich lässt sich sagen, dass es in den meisten Fällen kein Richtig oder Falsch gibt. Wenn man von Extremen absieht, führen alle Wege irgendwie zum Ziel, manche sind nur effektiver als andere und einige haben möglicherweise unerwünschte Nebenwirkungen. Es empfiehlt sich daher, sich einmal grundlegend mit den wichtigsten Erziehungsstilen auseinanderzusetzen und dann möglichst die goldene Mitte anzusteuern.

Autoritäre Erziehung

Dieser Erziehungsstil wird auch als „Elterliche Diktatur“ bezeichnet und das nicht ganz grundlos. Wie der Name schon sagt, geht es hier um die Einhaltung strikter Hierarchien, die Eltern stehen in allen Belangen über dem Kind, sowohl was die Bedürfnisse und Emotionen als auch die Rechte und Pflichten angeht. Sie bestimmen über alles, während das Kind keinerlei Entscheidungsfreiheit und kein Recht auf eigene Ansichten hat. Gleichzeitig werden hohe Erwartungen in das Kind gesetzt, die es zu erfüllen hat. Gelingt ihm dies nicht, folgen harte Strafen und Zurechtweisungen. Dieser Erziehungsstil ist mit Sicherheit als Extrem zu bezeichnen und er führt ein Kind nicht unbedingt dahin, wo man es mit einer guten Erziehung eigentlich hinbringen möchte: in den Status eines mündigen, selbst- und verantwortungsbewussten jungen Erwachsenen.

Im Gegenteil, Kinder, die auf diese Art großgezogen werden, neigen gegenüber anderen zu starkem Egoismus oder gar zur Egozentrik. Da ihre Bedürfnisse zu Hause absolut nicht von Belang sind, versuchen sie unbewusst, diese außerhalb von zu Hause zu kompensieren. Auch aggressives Verhalten gegenüber anderen Kindern lässt sich bei Anwendung dieses Erziehungsstils immer wieder beobachten, was vermutlich einerseits ein zu Hause erlerntes Verhalten ist – die eigenen Eltern verhalten sich schließlich genauso –, andererseits auch eine Art Hilferuf des Kindes sein könnte. Es ist ohne Zweifel wichtig, Kindern angemessene Grenzen zu setzen und ihnen das Einhalten von Regeln beizubringen, jedoch schießt der autoritäre Erziehungsstil hier weit über das Ziel hinaus. Kinder, die auf diese Art erzogen wurden, leiden deshalb auch meist, neben den anderen, bereits genannten Symptomen, unter einem viel zu schwach ausgeprägten Selbstbewusstsein und es mangelt ihnen an Spontaneität, Fantasie und Kreativität, da sie in der Erziehung keinen Raum hatten, diese Eigenschaften überhaupt zu entwickeln.

Alternative Erziehung & antiautoritäre Erziehung

Der antiautoritäre Erziehungsstil ist zwar als Gegenteil des autoritären Stils zu verstehen, jedoch wurde dieses Gegenteil gerade anfangs, als dieser Erziehungsstil langsam aufkam, oft missverstanden, bzw. überinterpretiert. Das führte dazu, dass eine ganze Generation von Kindern vollkommen grenzenlos erzogen wurde, vermutlich kennt jeder heutige Erwachsene mindestens eines dieser Kinder und weiß, was aus diesen geworden ist. Sie sind vollkommen rücksichtslos, weigern sich, Grenzen einzuhalten, kennen keinerlei Empathie und haben nie gelernt, mit negativen Emotionen umzugehen, wodurch sie sehr leicht aus der Fassung zu bringen sind. Keine besonders angenehmen Menschen also und sicher keine mündigen Erwachsenen, wie wir sie bereits zu Beginn dieser Lektüre definiert haben.

Dabei war dieser Erziehungsstil nie als das absolut gegenteilige Extrem zum autoritären Stil gedacht. Vielmehr ging es darum, dass in den Sechzigerjahren viele Politiker und Wissenschaftler erkannten, dass die bis dahin in der Gesellschaft gepflegte autoritäre Erziehung große Schäden bei den Kindern anrichtete. Deshalb sprach man sich für mehr Freiheit aus, um den Kindern zu ermöglichen, Kreativität, Fantasie und Selbstbewusstsein zu entwickeln. Außerdem sollten sie lernen, besser mit ihren Gefühlen umgehen zu können, sowohl mit den positiven als auch den negativen. Kinder wurden nun nicht mehr als „rechtlose Wesen" betrachtet, die einfach nur zu gehorchen hatten, sondern als gleichwertig anerkannt und sollten dementsprechend behandelt werden. So war das eigentliche Ziel des antiautoritären Erziehungsstils eher eine Art demokratische Erziehung, bei der die Kinder zwar zu nichts gezwungen wurden, aber dennoch lernen mussten, dass es Regeln und Grenzen gibt.

Demokratischer Erziehungsstil & egalitärer Erziehungsstil

Beim demokratischen Erziehungsstil soll vor allem die Entwicklung von Eigenverantwortung, Selbstwertgefühl, Selbstständigkeit und Eigeninitiative gefördert werden. Die Emotionen, Bedürfnisse und Ansichten des Kindes haben hier einen hohen Stellenwert und Entscheidungen werden mit den Eltern oder Erziehern gemeinsam besprochen und gefällt. Kinder werden sorgfältig gelenkt, indem ihnen Vorschläge zur Orientierung geboten werden, bei denen man ihre Bedürfnisse und Wünsche berücksichtigt. Gleichzeitig lässt man ihnen genügend Spielraum, auch einmal falsche Entscheidungen zu treffen und aus den Konsequenzen zu lernen.

Der egalitäre Erziehungsstil erweitert dieses demokratische Konzept um die absolute Gleichberechtigung. Die Ansichten und Wünsche des Kindes haben hier bedingungslos den gleichen Stellenwert, wie die der Eltern. Somit muss jede Entscheidung zuerst im Kreis der Familie besprochen werden, um dann gemeinsam mit dem Kind eine Lösung zu finden. Leider lernen Kinder hierbei, dass sie sich aus allem „herausdiskutieren“ können und im Grunde immer ihren Willen durchsetzen können. Die Einhaltung von Grenzen kann auf diese

Art nicht vermittelt werden, was den Kindern im späteren Erwachsenenleben oft große Probleme bereitet.

Negierender Erziehungsstil & permissiver Erziehungsstil

Diesen Erziehungsstil kann man als eine abgeschwächte Form der antiautoritären Erziehung verstehen, allerdings gibt es hier ein besonderes Merkmal, denn der Erzieher verhält sich fast vollständig passiv. Durch diese Haltung soll das Kind angeregt werden, Eigeninitiative zu entwickeln und zu lernen, seine Wünsche und Bedürfnisse selbst zu äußern. Das Kind wird also in keiner Form gelenkt und Grenzen werden nur selten gesetzt. Dadurch entstehen jedoch einige Probleme, denn durch die Zurückhaltung der Eltern kann keine sichere emotionale Bindung zum Kind entstehen. Diese Kinder sind häufig verunsichert und haben im späteren Leben große Schwierigkeiten, die Mitte zwischen Nähe und Distanz zu finden oder ihre Bedürfnisse in angemessener Form zum Ausdruck zu bringen.

Krisen & Konflikte

Gestärkt durch jede Entwicklungsstufe

Warum sind Krisen so wichtig?

Auch, wenn der Mensch grundsätzlich dazu tendiert, Krisen zu verdammen, weil sie immer schmerzhaft sind, sind sie doch von enormer Wichtigkeit. Krisen sind der Widerstand, an dem wir uns reiben, um zu wachsen, sowohl geistig als auch emotional und somit in unserer Persönlichkeit. Allerdings können Krisen auch zu einer Bedrohung für die emotionale Stabilität werden, weshalb gerade bei Kindern sorgfältig abgewogen werden muss, welche Krisen von Nutzen sind und welche eher Schaden bringen können. Da Leben aber nun einmal das ist, was passiert, während wir damit beschäftigt sind, andere Pläne zu machen, ist vor allem der richtige Umgang mit Krisen der entscheidende Faktor dafür, ob sie für ein Kind von Nutzen sind oder nicht. Die wohl bekannteste Krise, der kein Kind ausweichen kann, ist die Pubertät und es ist deutlich, warum es gut ist, dass man sich davor nicht drücken kann. In der Pubertät werden Kinder mit neuen Emotionen konfrontiert, die sie oft überfordern, doch sind sie gezwungen, Wege zu finden, d amit a uf eine konstruktive Art umzugehen. Gäbe es diese Phase des Übergangs nicht, wären die jungen Erwachsenen mit der Komplexität der Gesellschaft und den emotionalen Problemen, die diese mit sich bringen kann, vollkommen überfordert. Auch die typische pubertäre Auflehnung und die zeitweise unguten Folgen für die Teenager haben ihren Sinn, denn so lernen sie durch Tragen der Konsequenzen, wo ihre eigenen Grenzen sind, welche Regeln sinnvoll sind und wo ihr Platz in der Gesellschaft ist.

Auch andere Krisen, die mit Eintritt in die Schulzeit und während der gesamten Schullaufbahn auftreten können, sind meist eher sinnvoll und nützlich für die Entwicklung als schädlich. Wenn Kinder unter dem Leistungsdruck in der Schule zu leiden beginnen, besteht hier die große Chance, dass sie lernen müssen, sich zu organisieren, ihre eigenen Bedürfnisse, wenn nötig, hinten anzustellen und auch unter Druck zu funktionieren. Dies sind Fähigkeiten, ohne die sie im späteren Berufsleben nicht bestehen könnten. Doch muss hier von den Eltern sorgfältig beobachtet werden, ob das Ausmaß des Drucks, unter dem ihr Kind steht, wirklich von diesem noch bewältigt werden kann und darüber hinaus sollten sie helfend zur Seite stehen, wenn es einmal wirklich zu viel wird.

Die Schule bietet jedoch noch mehr Potenzial für Konflikte, die zu Krisen werden können, und zwar im sozialen Bereich. Schwierigkeiten mit Lehrern oder anderen Kindern können auftreten. Hier ist es besonders wichtig, sein Kind damit nicht allein zu lassen, sondern es zu unterstützen und anzuleiten. Gleichzeitig sollte dem Kind immer zuerst die Möglichkeit geboten werden, solche Probleme allein zu meistern, nachdem man ihm Wege aufgezeigt hat, wie es das tun kann. Erst, wenn die Versuche des Kindes fehlschlagen, sollten Eltern eingreifen. Ein zu frühes Eingreifen bietet dem Kind nämlich keine Möglichkeit zu erfahren, dass es in der Lage ist, sich Problemen auch allein zu stellen. Soziale Krisen bieten somit ein hohes Potenzial für das Kind, Selbstwirksamkeit zu erfahren und ein stabiles Selbstbewusstsein aufzubauen.

Natürlich gibt es auch Krisen, die im Leben einfach über uns hereinbrechen können und denen wir machtlos ausgeliefert sind, auch wenn deutlich ist, dass ein Kind ohne eine solche Krise gesünder aufwachsen würde. Hierbei kann es sich um schlimme Krankheiten handeln, um Todesfälle in der Familie, schwerwiegende Unfälle und ähnliche Tragödien. Ob solche Krisen nun wichtig sind, darüber lässt sich streiten, Einigkeit herrscht bestenfalls dabei, dass man diese Art von Krise vermeiden will. Es lässt sich jedoch nicht leugnen, dass gerade diese Art von schwerwiegenden Krisen einen Menschen maßgeblich formen und ob dies auf eine positive, nachhaltige Weise geschieht oder eher zum Nachteil des Betroffenen, wird hauptsächlich durch den Umgang aller Beteiligten mit der Situation bestimmt. Das bedeutet, Eltern sind besonders in Krisen jeglicher Art gefordert, für ihr Kind da zu sein.

Doch wie soll dieses „da sein" aussehen? Zunächst einmal bedeutet es nicht, dass Eltern um jeden Preis stark sein müssen und ihrem Kind gegenüber niemals Schwäche zeigen dürfen oder dass sie möglicherweise selbst Probleme haben, mit der Situation umzugehen. Ganz im Gegenteil sollte gerade dann bedingungslose Offenheit herrschen. Wenn ein Kind sieht, dass auch seine Eltern nicht immer alles lösen oder meistern können, wird es später als Erwachsener in Krisen von sich nichts Unmögliches erwarten und nachsichtiger mit sich selbst sein. Zeigen Sie Ihre Gefühle also offen, lassen Sie Ihr Kind teilhaben, sprechen Sie gemeinsam über alles und entscheiden gemeinsam, wie mit der Situation am besten umzugehen ist. Manchmal gibt es keine zufriedenstellende Lösung, sondern man kann nur versuchen, das Beste aus der Situation zu machen. Diese Lektion lernen wir alle im Leben irgendwann, weshalb sie für die Persönlichkeitsentwicklung eines Kindes auch durchaus wertvoll sein kann. Wichtig ist lediglich, dass Kinder in Krisen emotionalen Rückhalt und Verständnis finden.

Keine Angst vor Konfrontation

Wie wir schon beim Thema Krisen festgestellt haben, brauchen Kinder auch Widerstand und Probleme, um emotional und geistig zu reifen und eine stabile Persönlichkeit auszubilden. Konfrontationen sind hier ein ebenso wichtiges Lernfeld wie Krisen und wie bei allem im Leben gilt es, das richtige Mittelmaß zu finden. Außerdem zeigt dieses Thema auf, wie gefährlich ein allzu autoritärer Erziehungsstil sein kann, denn dieser lässt keinerlei Raum für Konfrontation, da Kinder hier vollkommen unterdrückt werden. Ein Kind muss also von klein auf lernen, dass seine Stimme Gewicht hat und seine Bedürfnisse genauso wichtig sind, wie die der anderen. Wenn es dies nicht gelernt hat, wird es niemals zur Konfrontation fähig sein, auch dann nicht, wenn diese dringend notwendig ist. Worin können aber nützliche Konfrontationen für Kinder bestehen? Auch hier gibt es eine Vielzahl an Möglichkeiten, von denen wir einige beleuchten werden, um für mehr Klarheit zu sorgen.

Gute Gelegenheiten für Konfrontationen bieten sich für Kinder immer dann, wenn es gilt, für sich selbst oder andere einzustehen. Das kostet Mut und manchmal auch Standhaftigkeit, gelingt diese Art der Konfrontation jedoch, ist dies für ein Kind eine der wertvollsten Lebenslektionen überhaupt. Hier lernt es

Selbstwirksamkeit, es lernt durch Umsetzung in der Praxis, dass seine Gefühle und Bedürfnisse tatsächlich ernst zu nehmen sind und Bedeutung haben und am wichtigsten: Es lernt, dass es auch allein etwas bewirken kann und nicht immer auf die Hilfe anderer angewiesen ist. Das ist dann wahrhaftiges Selbstvertrauen, dass sich tatsächlich nur dann ausbilden kann, wenn das Kind genügend Gelegenheiten zur Konfrontation bekommt.

Eine andere Art von Konfrontation kann darin bestehen, ein Kind mit den Konsequenzen seines Handelns zu konfrontieren, auch wenn diese vielleicht dermaßen unschön sind, dass man es ihm lieber ersparen würde. Nehmen wir hier einmal das Beispiel Haustiere: Ein Kind passt nicht auf seinen Hund auf und lässt ihn auf die Straße laufen, der Hund wird daraufhin von einem Auto angefahren. Es wäre jetzt allzu leicht, das Kind vor diesen Folgen weitestgehend zu beschützen, um ihm die Schuldgefühle zu ersparen. Ratsamer wäre es jedoch, es in den weiteren Ablauf mit einzubeziehen, sodass es die Folgen seines Handelns genau einschätzen kann. Natürlich sollte dies nicht als Strafmaßnahme erfolgen und Eltern sollten in dieser Situation Trost spenden, doch es sollte auch nichts beschönigt werden. Menschen und auch Kinder lernen im Grunde nur durch Fehler und besonders schwerwiegende Fehler sollten deshalb ernst genommen und genau angeschaut werden. Darüber hinaus ist die Konfrontation mit dem Thema Tod ohnehin etwas, unabhängig von der Situation, wovor man Kinder nicht beschützen sollte. Je früher ein Kind mit der Unausweichlichkeit des Todes konfrontiert wird, desto früher begreift es auch, wie wichtig es ist, liebevoll und respektvoll miteinander umzugehen und seine Zeit so sinnvoll wie möglich zu gestalten.

Warum Strukturen & Grenzen wichtig sind

Das richtige Maß an Strukturen und Grenzen zu finden, ist schon eine Kunst für sich, doch diese umzusetzen ist gar nicht so schwierig, wenn man sich einmal genauer ansieht, warum diese überhaupt sinnvoll sind. Bei Grenzen geht es in erster Linie darum, die Kinder zu schützen, zum Beispiel „Wenn es dunkel wird, kommst du nach Hause". Doch dienen diese noch einem anderen Zweck, denn unsere Gesellschaft besteht aus vielerlei Grenzen, besonders im Berufsleben. Wir leben in einem hierarchischen System, Vorgesetzte, Behörden, Ärzte, all diese Menschengruppen müssen mit besonderem Respekt behandelt werden und man kann mit ihnen nicht so umgehen, wie mit guten Freunden. Dies sind Grenzen, deren Einhaltung wir nicht nur lernen müssen, sondern wir müssen auch verstehen lernen, wie diese Grenzen aussehen. Wenn Kinder nun während des Heranwachsens nie mit Grenzen konfrontiert werden, lernen sie weder den Sinn von Grenzen zu verstehen noch wie diese eigentlich funktionieren und worum es dabei geht. Folglich werden sie als Erwachsene große Schwierigkeiten haben, wenn sie mit Grenzen konfrontiert werden.

Gleichzeitig müssen Kinder verstehen lernen, dass bestimmte Grenzen einzig ihrem Schutz dienen und in bestimmten Fällen erweitert werden können. Sie dürfen

Grenzen keinesfalls als etwas vollkommen Starres begreifen lernen, an dem es nichts zu rütteln gibt. Andernfalls laufen sie Gefahr, als Erwachsene ausgenutzt zu werden und werden generell Schwierigkeiten bei ihrer persönlichen Weiterentwicklung bekommen, denn diese besteht nun einmal zu einem Großteil aus dem Durchbrechen oder Erweitern persönlicher Grenzen. Eltern müssen ihren Kindern also vor allem eines beibringen: Welche Arten von Grenzen es gibt, wozu sie dienen und wie das Kind unterscheiden lernen kann, welche Grenzen es zu überwinden und welche zu respektieren gilt. Es nützt also überhaupt nichts, dem Kind einfach eine Grenze zu setzen, ohne gleichzeitig zu erklären, warum man dies tut. Kinder, die eine Grenze nicht verstehen, werden automatisch dagegen rebellieren, aus dem einfachen Grund, dass geistige und emotionale Entwicklung nicht funktionieren, ohne dies zu tun.

Strukturen kann man im weiteren Sinne auch als eine Form von Grenzen verstehen, jedoch sind diese ein ganz eigenes Thema, da sie einem anderen Zweck dienen. Strukturen sollen nämlich vor allem eines tun: Einen sicheren und Halt gebenden Rahmen schaffen, innerhalb dessen Grenzen man sich besser zurechtfindet. Auch wenn die Ansichten darüber, ob es nun gesünder ist, einen fest strukturierten Tagesablauf zu verfolgen oder einfach in den Tag hineinzuleben, unterschiedlich sind; das Leben in unserer Gesellschaft verlangt einfach eine zumindest grundlegende Form von Struktur. Man sollte es, wie in allen anderen Bereichen, auch hier nicht übertreiben, doch ein fester Tages- und Wochenablauf hilft dem Kind, sich in seiner Welt zu orientieren. Wenn es für die Dinge, die unbedingt getan werden müssen – wie zum Beispiel Hausaufgaben, Haushaltstätigkeiten, etc. – feste Zeiten gibt, nimmt man dem Kind den Spielraum zur Prokrastination. Lernt es von klein auf, sich auf diese Art zu organisieren, wird es den Anforderungen im Erwachsenenleben viel leichter gerecht werden können. Wer dies nicht bereits als Kind gelernt hat, wird sein Leben lang zur Prokrastination neigen. Dennoch ist es genauso wichtig, innerhalb dieser festen Strukturen auch Freiräume einzubauen – Zeiten, für die keine bestimmten Regeln oder Tätigkeiten vorgegeben sind. Denn solche Freiräume fördern die Kreativität und Spontaneität von Kindern, sie brauchen diese damit zwingend!

Gewaltfreie Kommunikation

Wie sich im Laufe dieser Lektüre immer mehr herauskristallisiert, ist eine ausgiebige Kommunikation mit Kindern wohl einer der wichtigsten Grundbausteine für eine gelungene Erziehung. Wie es aber mit allem ist, gibt es auch hierfür bestimmte „Regeln“, denn reden ist nicht gleich reden. Gerade im Umgang mit Kindern benötigt man eine Form der Kommunikation, die weder wertend noch anklagend ist und die hohen Wert auf die Emotionen aller Beteiligten legt. Sie muss geeignet sein, Konflikte lösen und Verständnis für die Beteiligten wecken zu können. Aus diesem Grund eignet sich die sogenannte gewaltfreie Kommunikation – GFK – nach Rosenberg besonders gut als Stilmittel in der Kindererziehung. *Marshall B. Rosenberg*, ein US-amerikanischer Psychologe, entwickelte diese Kommunikationsform. Seine Grundannahme für die GFK war die Voraussetzung der menschlichen Fähigkeit der Empathie als Fundament für harmonische Beziehungen und konstruktive Kommunikation, also Gespräche, die zielführend waren. Innerhalb der GFK darf also nicht gewertet, verletzt oder angeklagt werden, vielmehr verfolgt sie als Ziel einzig die Lösung von Konflikten.

Für Kinder ist diese Art der Kommunikation höchst

wertvoll, denn jedes Kind will von Natur aus kooperieren, kann dies aber nur tun, wenn es sich einerseits selbst verstanden fühlt und andererseits die Situation in vollem Umfang versteht. Da in der GFK alle Beteiligten sowohl in ihren Emotionen als auch ihren Motiven als gleichwertig betrachtet werden, wird die Grundvoraussetzung, damit ein Kind kooperationswillig ist, hier erfüllt. Erlernen kann die GFK jeder, die Regeln, die es zu beachten gilt, sind denkbar einfach. Man muss sich lediglich an einen bestimmten Gesprächsablauf halten, der in vier Phasen unterteilt ist und sich an wenige, einfache Regeln für jede Phase halten. Zur Verdeutlichung möchte ich hier das Beispiel eines sechzehnjährigen Jugendlichen heranziehen, der regelmäßig zu spät nach Hause kommt, sich nicht an vereinbarte Zeiten hält und sich regelmäßig aus dem Haus schleicht, ohne seine Eltern darüber in Kenntnis zu setzen, wohin er geht und wann er zurück sein wird.

Seine Eltern sollten zunächst einen Rahmen für das Gespräch schaffen, der nicht bedrohlich wirkt und das Gefühl von drohenden Sanktionen aufkommen lässt. Der Jugendliche sollte also nicht speziell und ausdrücklich für dieses Gespräch „vorgeladen" werden, besser ist es, einen zufälligen Zeitpunkt zu wählen, zu dem die Familie ruhig zusammensitzt und eine friedliche Ausgangsstimmung herrscht. In einer solchen Situation kann dann die erste Phase der GFK eingeleitet werden, zum Beispiel mit dem Satz: „Wir sitzen hier gerade alle so schön zusammen, deshalb würden wir den Moment gern nutzen, um mit dir über etwas zu sprechen, dass uns sehr am Herzen liegt." Dieser einleitende Satz vermittelt bisher nur eines: Dem Sprechenden geht es um etwas, dass ihm wichtig ist und die friedvolle Stimmung, die augenblicklich herrscht, ist dieser Person ebenfalls wichtig, sie ist also auf Harmonie bedacht. Dadurch wird erreicht, dass der Jugendliche nicht sofort in eine automatische Abwehrhaltung switcht, weil er befürchten muss, gleich zum „Angeklagten" zu werden.

Nun kann die eigentliche Phase 1 beginnen, das Problem muss hier als reine Beobachtung formuliert werden, ohne eine Wertung oder Anklage hinzuzufügen. Auch eigene Interpretationen der möglichen Motivation für das beobachtete Verhalten oder Geschehen haben hier nichts zu suchen. Die Eltern könnten nun sagen: „Uns fällt in letzter Zeit vermehrt auf, dass du zu spät nach Hause kommst oder einfach weggehst, ohne uns vorher Bescheid zu sagen." Diese Aussage führt dann direkt in die nächste Phase, denn das, was hier „auf den Tisch gelegt wurde", ruft beim Sprecher bestimmte Gefühle hervor, die der eigentliche Grund für das Gespräch sind. Es geht also darum, hier wieder wertfrei zu formulieren, was das genannte Verhalten emotional mit den Eltern macht. Gleichzeitig damit kommt auch Phase vier ins Spiel, in der es darum geht zu formulieren, welches unerfüllte Bedürfnis des Sprechenden das genannte Gefühl auslöst. Diese beiden Dinge, das Gefühl und das Bedürfnis, könnten die Eltern dann folgendermaßen formulieren: Anfangs hatten wir jedes Mal, wenn du zu spät nach Hause kamst, Angst, dir könnte etwas zugestoßen sein. Doch je öfter du dieses Verhalten wiederholst, umso mehr Sorgen machen wir uns, was los ist. Wir befürchten, du könntest uns nicht mehr vertrauen oder hast vielleicht Probleme. Wir möchten dir gern helfen, wissen aber nicht, wie und das tut uns weh. Wir haben das Gefühl, dich zu verlieren."

Zum Abschluss geht es nun in die vierte Phase, in der es darum geht, eine Bitte zu formulieren, die helfen soll, das Bedürfnis des Sprechers zu erfüllen und somit das genannte, ungute Gefühl gar nicht erst aufkommen zu lassen. Wichtig hierbei ist, dass es eine Bitte sein muss, die dem Gegenüber das Gefühl vermittelt, ablehnen oder seinerseits eigene Lösungsvorschläge machen zu können. Es dürfen also weder Strafen noch Sanktionen angedroht werden. Eine gute Abschlussaussage der Eltern könnte dann wie folgt lauten: „Wir möchten dich darum bitten, mit uns zu reden, wenn dich etwas belastet, damit wir gemeinsam nach einer Lösung suchen können. Wäre es dir außerdem möglich, uns wissen zu lassen, wo du hingehst, wenn du das Haus verlässt und uns kurz Bescheid zu sagen, wenn du später nach Hause kommst?“

Der Jugendliche bekommt innerhalb dieses Gesprächsverlaufs vor allem eines vermittelt: Er sitzt nicht auf der Anklagebank, seine Motivationen, Gefühle und Bedürfnisse werden gesehen und wertgeschätzt und er wird geliebt. Dadurch ist es ihm nahezu unmöglich, in eine trotzige Abwehrhaltung zu fallen und wenn er grundsätzlich ein gutes Verhältnis zu seinen Eltern hat – das bedeutet nicht, dass es keinerlei Probleme geben darf, sondern lediglich, dass ein stabiles Vertrauensverhältnis herrscht – wird er allein aufgrund der Gefühlsäußerungen seiner Eltern bemüht sein, zu einer zufriedenstellenden Lösung beizutragen.

Erziehung im Alltag

Praxistipps

„Wir müssen uns zusammenreißen" – Kinder lernen am Modell

Der kanadische Psychologe *Albert Bandura* führte für bestimmte Verhaltensmuster von Menschen den Begriff des „Lernens am Modell" ein. Dieses Modelllernen gehört für Eltern und Erzieher gewissermaßen zum „Pflichtwissen", denn für eine gelungene Erziehung ist das Wissen darüber, wie Menschen und vor allem Kinder lernen, unabdingbar. Das Lernen am Modell beschäftigt sich als Erkläransatz mit der Art, wie Menschen hauptsächlich lernen und beschreibt dieses Lernverhalten auf eine Art, die es ermöglicht, gezieltes Modelllernen für Kinder einzusetzen. Kinder lernen durch Nachahmung, diese recht einleuchtende Aussage hat sicher jeder schon einmal gehört und sie lässt sich nur schwer widerlegen. Jedoch hört dieses Lernen durch Nachahmung nicht mit Eintritt des Erwachsenenalters auf, denn besonders, wenn es um soziale Entscheidungen geht, lernen auch Erwachsene auf diese Art. Um zu verdeutlichen, welchen Einfluss diese Lerntheorie auf die Erziehung von Kindern hat, möchte ich hier zunächst ein Beispiel anführen.

Stellen Sie sich vor, Ihr eigenes Kind und eine Gruppe seiner Freunde spielen gemeinsam auf einem Spielplatz. Nun kommt ein weiteres Kind hinzu, das Ihr Kind nicht besonders mag. Dieses Kind weicht auf irgendeine Art von der Masse ab, wodurch es zum Außenseiter wird. Wenn Ihr Kind zu Hause gelernt hat, andere Menschen respektvoll zu behandeln und sie so zu respektieren, wie sie sind, wird es nicht von sich aus das neu eingetroffene Kind ausgrenzen oder gar angreifen. Da es aber bereits eine negative Meinung zu diesem Kind hat, wird es aufmerksam das Verhalten seiner Freunde beobachten, um für sich zu verifizieren, welches Verhalten gegenüber diesem Kind nun angemessen oder „erlaubt" ist. Je nachdem, wie seine Freunde sich verhalten, wird dieses Kind nun sein eigenes Verhalten anpassen, unabhängig davon, ob dies seiner Ausgangsneigung entspricht. Werden seine Freunde beginnen, das andere Kind zu hänseln, wird Ihr Kind sich in seiner Abneigung bestärkt fühlen und mitmachen. Reagieren seine Freunde mit Gleichgültigkeit und ignorieren das andere Kind, wird Ihr Kind seine Abneigung unterdrücken und es ebenfalls ignorieren. Würden seine Freunde das andere Kind zum Spiel einladen, würde Ihr Kind sogar seine Abneigung überwinden, weil das Verhalten seiner Freunde ihm zeigt, dass dies das angemessene Verhalten ist.

Dieses Lernen am Modell funktioniert allerdings nur dann, wenn die beobachtete Person von der lernenden Person besonders wertgeschätzt bzw. als „höher gestellt" eingestuft wird. Man könnte es also auch als „lernen am Vorbild“ bezeichnen. Je nachdem, wie dieses Vorbild agiert, wird die Hemmschwelle des Lernenden etwas Bestimmtes zu tun entweder gesenkt – weil das Vorbild dies auch getan hat und damit Erfolg hatte – oder sie wird angehoben – weil das Vorbild mit dem angestrebten Verhalten keinen Erfolg hatte oder sogar bestraft wurde. Der sogenannte „Systemische Ansatz“ aus der Psychotherapie beschäftigt sich nun im Grunde mit genau dieser Art von Lernverhalten, denn es handelt sich beim systemischen Ansatz um eine bestimmte Art, die Welt und die Menschen, die in ihr agieren, zu interpretieren. Man geht bei diesem Ansatz nämlich davon aus, dass das Verhalten eines jeden Menschen einzig dem Versuch „geschuldet“ ist, mit seiner Umwelt in ein Gleichgewicht zu gelangen, und zwar ungeachtet dessen, ob die Folgen dieses Verhaltens positiv oder negativ für andere sind. Demzufolge können Menschen und ihr Verhalten nicht direkt beeinflusst werden, da sie lediglich Teil eines Systems sind, innerhalb dessen sie agieren. Wer also das Verhalten von Menschen – und demzufolge auch von Kindern – effektiv beeinflussen will, muss für Änderungen im System sorgen, statt zu versuchen, einzelne Teile des Systems zu manipulieren.

Was aber bedeutet dies nun konkret für Eltern? Wenn es um die Freunde des eigenen Kindes geht, die Einfluss auf dessen Verhalten nehmen, haben Eltern in der Regel nur einen recht begrenzten Einfluss und es ist wenig sinnvoll, seinem Kind den Umgang mit bestimmten Kindern zu verbieten, dass dies nur zu Trotzreaktionen führt. Es ist auch gar nicht nötig, denn den größten Einfluss und den größten Vorbildcharakter für ein Kind haben immer die Eltern. Deshalb müssen sich diese, wie es in der Kapitelüberschrift zu lesen ist, „zusammenreißen". Jedes Fehlverhalten von Freunden des Kindes, das einen Vorbildcharakter angenommen hat, kann durch entsprechend anderes Verhalten der Eltern korrigiert werden, da deren Verhalten immer den höchsten Stellenwert hat. Wenn das Kind sieht, dass seine Freunde sich auf eine Art verhalten, die dem Verhalten und dessen zugrundeliegenden moralischen Grundsätzen seiner Eltern widerspricht, wird das Kind dazu tendieren, sich andere Gesellschaft zu suchen, die eher mit den von zu Hause erlernten Grundsätzen übereinstimmt.

Doch ist dies nicht die einzige „Baustelle", für die das Lernen am Modell von Relevanz ist, wie inzwischen klar sein sollte. Eltern müssen nämlich im Grunde rund um die Uhr eine Vorbildfunktion erfüllen, in sämtlichen Belangen des Lebens. Wie Sie mit Konflikten umgehen, wie Sie andere Menschen behandeln, auch wenn Sie diese nicht mögen oder eine andere Meinung vertreten, wie Sie sich selbst an Regeln halten, Ihr Leben gestalten, Ihre Einstellung zu sämtlichen Themen, all das hat für

Ihr Kind Vorbildfunktion. Es wird sich vor allem in der Zeit vor der Pubertät genauestens an Ihrem eigenen Verhalten orientieren, um sich in der Welt zurechtzufinden und es wird dabei grundlegend voraussetzen, dass das von seinen Eltern an den Tag gelegte Verhalten richtig ist. Deshalb sollten Sie als Eltern nicht nur darauf achten, Ihren Kindern vorzuleben, welches Verhalten Sie sich von ihnen wünschen, sondern vor allem keine Heuchelei zu betreiben. Das beste Beispiel hierfür ist das Lügen. Alle Eltern bringen ihren Kindern bei, dass das Lügen falsch ist, jedoch werden die allermeisten früher oder später von ihren Kindern genau dabei erwischt. Diese lernen nun eine vollkommen falsche Lektion, die große Auswirkungen auf das gesellschaftliche Zusammenleben hat: Lügen ist in Ordnung, solange man nicht erwischt wird…

Warum wir über Geld sprechen sollten – Finanzen & Erziehung

Die meisten Menschen früherer Generationen – und damit möglicherweise auch Sie, geschätzte/r Leser/in – wurden noch unter der Prämisse „Über Geld spricht man nicht!“ aufgezogen. Doch war dies Ihrer Beziehung zum Geld dienlich oder hat es eher zu Problemen geführt? Wie sollen Menschen als Erwachsene eine verantwortungsvolle Beziehung zum Geld haben, wenn Sie es als Kinder nicht gelernt haben? Der Vorsatz über Geld nicht zu sprechen setzt im Grunde eine völlig falsche Annahme voraus: Dass Menschen als Erwachsene plötzlich über bestimmte Fähigkeiten verfügen, die sie vorher nie gelernt haben. Jedem sollte klar sein, wie unsinnig diese Annahme ist und dass es aus diesem Grund mehr als sinnvoll ist, seinen Kindern so etwas wie eine „Finanzerziehung“ angedeihen zu lassen. Damit kann bereits im Grundschulalter begonnen werden, zu dem Zeitpunkt, ab dem die Kinder Taschengeld erhalten, besser sogar noch früher. Es ist wichtig, dass ein Kind den Wert des Geldes kennenlernt, dass es begreift, dass Geld nicht einfach auf dem Konto liegt und man sich jederzeit daran bedienen kann – ein Eindruck, den viele Kinder meiner Generation noch hatten.

Deshalb sollten Eltern ihre Kinder in die finanzielle

Situation der Familie einbeziehen und zwar auf eine Art, die den Kindern verdeutlicht, dass das Geld begrenzt ist, ohne dass sie sich dadurch durch den finanziellen Druck, der auf Erwachsenen lastet, selbst belastet fühlen. Spätestens, wenn es um teure Wünsche von Kindern geht, die irgendwann so sicher kommen wie das Amen in der Kirche und die Sie als Eltern nicht ohne Weiteres erfüllen können oder wollen, ist es an der Zeit, sich mit dem Kind einmal hinzusetzen und die finanzielle Situation der Familie genauestens zu erklären. Machen Sie eine einfache, aber genaue Aufstellung über Einnahmen und Ausgaben, die dem Kind aufzeigt, wie viel Geld der gesamten Familie zur Verfügung steht, das nicht für die Erfüllung von Grundbedürfnissen benötigt wird. Erklären sie außerdem, was Sie als Eltern täglich tun müssen, damit dieses Geld regelmäßig zur Verfügung steht.

Um diesen Lerneffekt noch zu vertiefen, schaffen Sie Anreize für Ihr Kind, sich Geld zu seinem Taschengeld dazuzuverdienen, zum Beispiel eine kleine Belohnung für gute Noten. Für jede Eins im Zeugnis könnten Sie Ihrem Kind fünf Euro geben, für jede Zwei die Hälfte. Für die Erfüllung von Aufgaben, die nicht zu den täglichen Pflichten Ihres Kindes gehören, wie zum Beispiel das Erledigen eines kleinen Einkaufs oder leichterer Gartenarbeit, könnten Sie ebenfalls einen kleinen, aber angemessenen Lohn zahlen. So lernt das Kind automatisch, dass Geld nicht einfach vorhanden ist, sondern man es sich erarbeiten muss und es lernt, dass es sinnvoller ist, auf größere Ausgaben zu sparen, statt bei jeder Gelegenheit Geld für unnötige Kleinigkeiten auszugeben. Größere Wünsche Ihrer Kinder können Sie sich genau für diesen Zweck zunutze machen. Sagen wir, Ihr Kind wünscht sich einen teuren Computer, der Ihr Budget übersteigt oder dessen Anschaffung Sie „einfach so" für unangemessen halten. Statt diesen Computer nun auf die Liste der Weihnachts- oder Geburtstagsgeschenke zu setzen, könnten Sie gemeinsam mit Ihrem Kind einen Finanzierungsplan erstellen, der vorsieht, dass es einen bestimmten Anteil des Preises selbst erarbeiten muss.

Legen Sie in diesem Plan genau fest, was das Kind dafür tun muss und in welcher Regelmäßigkeit, außerdem natürlich die Häufigkeit der durchzuführenden Aufgaben. Achten Sie darauf, dass diese Aufgaben dem Alter und den Fähigkeiten des Kindes angemessen sind, sonst könnte es leicht dazu führen, dass das Kind im Grunde nur lernt, dass es nicht in der Lage ist, auf die Erfüllung seiner Wünsche hinzuarbeiten. Hängen Sie diesen Plan nach Fertigstellung irgendwo auf, wo er täglich gut sichtbar ist und haken Sie bereits erledigte Aufgaben ab, dies dient der Motivation Ihres Kindes. Ist der Plan erfüllt, darf die Erfüllung der gemeinsam getroffenen Vereinbarung natürlich nicht auf sich warten lassen. Wer seine Kinder auf diese Art an den Umgang mit Geld heranführt, kann sich sicher sein, dass diese im Erwachsenenleben von Beginn an verantwortungsbewusst mit ihrem Geld umzugehen wissen.

Lernen aus den Folgen – Wovor wir unsere Kinder schützen sollten & welche Erfahrungen sie selbst machen dürfen

Inzwischen ist es wohl an der Zeit, an das im ersten Kapitel dieses Buches bereits angesprochene Thema anzuknüpfen und dieses etwas zu vertiefen: An welcher Stelle ist es sinnvoll, Kinder ihre eigenen Erfahrungen machen zu lassen und wo überwiegt ihr Schutzbedürfnis? Einige grundsätzliche Beispiele wurden im Laufe dieses Buches bereits erläutert, doch möchte ich diese, im Zusammenhang mit den bisher geschilderten Erziehungsgrundsätzen um ein Beispiel aus dem Alltag erweitern. Grundsätzlich kann man es als Gratwanderung bezeichnen zu erkennen, wann es sinnvoll ist, ein Kind seine eigenen Erfahrungen machen zu lassen und in welchen Fällen dies für das Kind mit einer untragbaren Gefahr verbunden wäre. Deshalb lautet der wichtigste Grundsatz, dass ein Kind in jedem Fall in der Lage sein muss, einen bestehenden Konflikt allein zu lösen oder mit den Folgen einer gemachten Erfahrung – sollten diese negativ sein – auch umgehen zu können. Die Erfahrungen, die Sie als Eltern Ihre Kinder selbst machen lassen, sollten also immer dem Stand der Entwicklung Ihres Kindes angemessen sein und es nicht überfordern können.

Nehmen wir als Beispiel ein zeitaufwendiges Hobby,

das von Ihrem Kind betrieben wird – zum Beispiel eine Sportart – und die Schule. Für das Kind besteht die Chance, an einem Wettbewerb teilzunehmen, durch den es in seiner Sportart, wenn es gewinnt, eine Liga aufsteigen kann. Um dieses Ziel zu erreichen, müsste es jedoch in jeder freien Minute trainieren. Sie als Eltern befürchten nun natürlich, dass die schulischen Leistungen des Kindes darunter leiden werden und nun ist guter Rat teuer. Sollten Sie das Kind gewähren lassen, auf die Gefahr hin, dass seine Schulnoten dadurch leiden? Immerhin würde es in diesem Fall die Konsequenzen tragen müssen und daraus lernen, in Zukunft seine Prioritäten vernünftiger zu setzen. Die Entscheidung hängt hier definitiv von der Art der Konsequenzen ab. Wenn Ihr Kind in der Schule bisher relativ gute Leistungen erbracht hat und die Zeit, die es zur Vorbereitung auf seinen Sportwettbewerb benötigt, lediglich die Vorbereitungen für eine einzige Schulprüfung beträfe, sollten Sie mit Ihrem Kind reden, was auf dem Spiel steht und es selbst entscheiden lassen.

Die Konsequenz aus einer in den Sand gesetzten Schulprüfung ist nicht so hart, dass ein Kind diese nicht tragen könnte, sie wäre in angemessenem Rahmen eher lehrreich als schädigend. Stünde jedoch das gesamte Zeugnis auf dem Spiel, da Ihr Kind ohnehin Probleme in der Schule hat und mit dem Lernstoff hinterherhängt, wäre die mögliche Konsequenz, dass das Kind das Schuljahr wiederholen muss. Würden Sie an dieser Stelle als Eltern nicht regulierend eingreifen, könnte man Ihnen zu Recht vorwerfen, Sie ließen Ihr Kind verwahrlosen. Besser ist es, den Rahmen der Entscheidungsfreiheit von Kindern langsam, Schritt für Schritt zu erweitern. Beginnen Sie so früh wie möglich, Ihrem Kind zunächst kleine Verantwortungen aufzutragen, damit es die Chance hat zu lernen, was Verantwortung bedeutet und welche Konsequenzen die Vernachlässigung von Verantwortungen haben kann. Je mehr Ihr Kind sich dabei bewährt, desto mehr können Sie den Rahmen erweitern und den Entscheidungsspielraum Ihres Kindes erweitern, immer dem Alter und seinem individuellen Entwicklungsstand angemessen. Setzen Sie Ihr Kind dabei niemals möglichen Gefahren aus und beobachten, greifen Sie nur dann ein, wenn es absolut notwendig ist.

Ganz praktisch: Wie Kinder Zuverlässigkeit & Pünktlichkeit lernen

Um Kindern diese Eigenschaften beizubringen, ist vor allem eines notwendig: Konsequenz! Damit ist gemeint, dass die Konsequenzen, die bei Nichteinhaltung einer Vereinbarung ausgemacht waren, von Ihnen als Eltern zwingend eingehalten werden müssen, lassen Sie sich nicht erweichen und lockern diese auf. Es gibt zahlreiche Möglichkeiten, Ihrem Kind Pflichtgefühl, Zuverlässigkeit und Pünktlichkeit so beizubringen, dass es ihm in Fleisch und Blut übergeht, sowohl im häuslichen, familiären Bereich, als auch außerhalb durch Schule, Vereine und andere Gelegenheiten. Den größten Einfluss haben jedoch Sie als Eltern, denn Sie haben nicht in der Hand, wie zum Beispiel ein Lehrer auf Zuspätkommen reagiert. Nutzen Sie am besten Dinge, die Ihr Kind mag oder gern haben möchte, um Ihrem Kind diese Eigenschaften gewissermaßen „anzutrainieren". Wenn Ihr Kind zum Beispiel einmal die Woche einen Verein besucht und dies gern und mit Herzblut tut, dann knüpfen Sie an die Erlaubnis dies zu tun bestimmte Voraussetzungen: „Du darfst nur dann zu deinem Verein gehen, wenn du die Woche über jeden Tag pünktlich zur vereinbarten Zeit nach Hause kommst." Im Grunde können Sie sich auch hier das

Lernen aus Konsequenzen zunutze machen, denn wenn es um etwas geht, das dem Kind wichtig ist, wird es aus entsprechenden Konsequenzen sehr schnell lernen und einen Fehler kein zweites Mal machen.

Sowohl Zuverlässigkeit als auch Pünktlichkeit sind im Grunde Eigenschaften, die zusammengehören und sich nur durch das Bestehen eines starken Verantwortungsgefühls richtig entwickeln können. Das bedeutet, ein Kind muss sich über die Konsequenzen einer eventuellen Unpünktlichkeit oder der Vernachlässigung von eingegangenen Verpflichtungen voll bewusst sein. Diese Konsequenzen müssen nicht immer nur das Kind selbst betreffen, sondern können besonders im Falle von Unpünktlichkeit auch andere Personen betreffen. Hier ist es also wichtig, dass Kinder auch lernen, sich in andere hineinzuversetzen. Wenn Ihr Kind nun Probleme mit Pünktlichkeit hat, ist es manchmal ratsam, den Spieß einfach umzudrehen. Lassen Sie einmal Ihr Kind warten, damit es am eigenen Leib erfährt, wie es sich anfühlt, auf jemanden zu warten und nicht zu wissen, ob und wann diese Person noch kommt. Nutzen Sie hierfür wieder Gelegenheiten, in denen das Kind auf etwas wartet, dass ihm wichtig ist. Vielleicht möchte es zu einer Feier von Freunden gehen und Sie haben vereinbart, es dorthin zu fahren. Lassen Sie Ihr Kind dann einmal eine halbe oder eine

Stunde warten, ohne es vorher davon in Kenntnis zu setzen, sodass es die Wartezeit über im Ungewissen ist. Es wird dadurch keinen Schaden erleiden, aber fortan wissen, wie unschön diese Erfahrung ist und sein Verhalten zukünftig besser überdenken und verändern.

Schritt für Schritt zu mehr Verantwortung

Bestimmte Wirbeltiere sind das, was man als „Nestflüchter“ bezeichnet, das bedeutet, sie verlassen das Nest, bevor sie bereit sind, für sich selbst zu sorgen. Sie können meist noch nicht vollständig für sich selbst sorgen und werden von ihren Eltern deshalb auch außerhalb des Nestes weiterhin versorgt und gefüttert. Den Menschen kann man im Grunde genommen auch als Nestflüchter bezeichnen, denn in den allermeisten Fällen ist es nicht so, dass Kinder mit dem Erreichen des achtzehnten Lebensjahres einfach ausziehen, sich sofort selbstständig versorgen und ihr Leben vollkommen eigenständig führen können. Vielmehr ist das Erwachsenwerden, also das Heranreifen zu einer eigenständigen und autarken Persönlichkeit, ein schrittweiser Prozess und Eltern sind noch eine ganze Weile gefordert, Ihr Kind auf die eine oder andere Art zu unterstützen. In einigen Fällen macht das Kind vielleicht eine Ausbildung und wohnt für diese Zeit noch zu Hause, da das verdiente Geld nicht für eine eigene Wohnung ausreicht.

Auch, wenn Sie als Eltern vielleicht nicht darauf angewiesen wären, sollten Sie in einem solchen Falle verlangen, dass das Kind einen angemessenen Anteil seines Einkommens zu den Haushaltskosten beiträgt, damit es auf diese Art lernen kann, sich sein Geld einzuteilen und der Sprung, wenn es dann später in die erste eigene Wohnung zieht, nicht zu groß ist. Das Gleiche gilt für Kinder, die studieren und dafür finanzielle Unterstützung benötigen, dass sie für das Studium zwingend ausziehen müssen. Finanzieren Sie in diesem Fall nicht alles für das Kind, auch wenn Sie dazu in der Lage wären, sondern sorgen dafür, dass es zumindest einen Teil des benötigten Geldes selbst aufbringt. Der sorgfältige und überlegte Umgang mit Geld ist die größte Hürde zu Beginn des Erwachsenenlebens, auf die ein Kind lange und sorgfältig vorbereitet werden sollte. Man sollte also mit der finanziellen Erziehung nicht erst dann beginnen, wenn das Kind sich bereits in der Übergangsphase zum Erwachsenen befindet.

Auch die Führung eines Haushalts will gelernt sein, genauso wie das Tragen der Verantwortung für sich selbst, das Einhalten von Verpflichtungen und auch die Selbstfürsorge. All diese Themen haben wir im Laufe dieses Buches bereits besprochen und Kinder sollten im Grunde von Beginn an schrittweise daran herangeführt werden. Sie sollten ihrem Alter angemessen Pflichten kennenlernen wie Hilfe im Haushalt, sollten gelernt haben, wie wichtig es ist, für sich selbst zu sorgen und auf die Erfüllung der eigenen Bedürfnisse auch selbst zu achten, statt dabei nur auf die Eltern zu vertrauen. Doch auch, wenn Sie Ihrem Kind all diese Dinge von klein auf beigebracht haben, dürfen Sie nicht erwarten, dass es den Sprung in die Eigenständigkeit von einem Tag auf den nächsten schaffen kann. Der Schritt in das eigene Leben bedeutet eine extreme Umstellung für ein Kind, die es sich meist sehr romantisiert vorgestellt hat. Deshalb besteht immer die Neigung, alles Gelernte zu vergessen und einfach die neugewonnene Freiheit zu genießen. Dabei können die Dinge leicht aus dem Ruder laufen. Auch emotional bedeutet dieser Schritt große Veränderungen und kann bei manchen Kindern auch zu Ängsten und dem Gefühl der Überforderung führen.

Lassen Sie Ihre Kinder deshalb bei diesem Schritt nicht allein, sondern sorgen Sie weiterhin für sie. Sie sollten präsent sein als Ansprechpartner und Unterstützung gewähren, wo sie zwingend notwendig ist. Erweitern Sie dabei aber den Raum der Eigenverantwortung des Kindes schrittweise immer mehr, bis Sie sicher sein können, dass es wirklich allein klarkommt. Je länger Sie Ihr Kind in dieser Übergangsphase noch unterstützen – und diese Unterstützung muss und sollte keine vollständige Versorgung umfassen, sondern eher eine Ergänzung dessen, was das Kind allein noch nicht bewerkstelligen kann – desto erfolgreicher werden sich Ihre Kinder schließlich im Leben zurechtfinden, wenn sie die Übergangsphase zum Erwachsenwerden abgeschlossen haben. Doch besteht hier für Eltern auch eine gewisse Gefahr, nämlich die des Nicht-loslassen-Könnens. Trauen Sie Ihrem Kind auch etwas zu, denn sonst nehmen Sie ihm den notwendigen Raum zur vollen und freien Entfaltung seiner Persönlichkeit. Die Beziehung zwischen Eltern und ihren Kindern bleibt im Idealfall ein Leben lang bestehen und Eltern werden auf die eine oder andere Art immer gefordert sein, für Ihre Kinder da zu sein, auch wenn diese selbst schon lange erwachsen sind. Auch hier gilt dann, eine angemessene Grenze ziehen zu können, zwischen elterlicher Fürsorge und „Überbemutterung".

Fazit

Ich hoffe sehr, dass es mir gelungen ist, Ihnen mit dieser Lektüre vor allem eines vermittelt zu haben: Die Wichtigkeit einer Erziehung hin zu wahrer Autonomie, gesichert durch ein fundiertes Selbstbewusstsein und der Fähigkeit zur Empathie, sowie den Weg dorthin. Erziehung ist eine der verantwortungsvollsten Aufgaben überhaupt, denn wir tragen dabei nicht nur die Verantwortung für das Wohlergehen unserer Kinder, sondern vielmehr auch ein großes Stück Verantwortung dafür, wie die Gesellschaft von morgen sich entwickeln wird. Es sind unsere Kinder, die die Welt von morgen gestalten werden und die sich den Fehlern, die wir und die Generationen vor uns gemacht, stellen und diese korrigieren müssen. Es muss uns also gelingen, unsere Kinder darauf nicht nur bestmöglich vorzubereiten, sondern Ihnen auch alles an Fähigkeiten mit auf den Weg zu geben, was sie dafür benötigen werden. Dies ist nicht immer eine leichte Aufgabe, besonders wenn in der eigenen Erziehung einiges schiefgelaufen ist oder gefehlt hat, somit haben Eltern noch eine zusätzliche Verantwortung: Die Verantwortung sich selbst zu verbessern!

Wenn jedoch der Wille und die Bereitschaft zu stetiger Weiterentwicklung und Selbstreflexion gegeben ist, haben Eltern bereits den wichtigsten Grundstein für die erfolgreiche Kinderziehung gelegt. Wer bereit ist, jederzeit dazuzulernen und sich immer weiterzuentwickeln, hat im Grunde alles, was hierfür wirklich benötigt wird. Wenn Sie als Leser mir bis hierhin gefolgt sind, gehe ich davon aus, dass Sie über die Eigenschaften verfügen und ich bin mir sicher, dass es Ihnen gelingen wird, die bestmögliche Beziehung zu Ihren Kindern aufzubauen und Ihnen einen hervorragenden Start ins eigene Leben zu ermöglichen. Für diese Aufgabe wünsche ich Ihnen viel Kraft und Erfolg, die nötige Geduld und vor allem die Beständigkeit der Liebe zu Ihren Kindern, die sie durch diese Reise tragen kann.

Quellenverzeichnis

- http://noufe.net/deutsch/artikel/text/adorno.htm
- http://www.lern-psychologie.de/kognitiv/piaget.htm
- https://arbeitsblaetter.stangl-taller.at/LERNEN/Modelllernen.shtml
- https://hse.hypotheses.org/397
- https://systemische-gesellschaft.de/systemischer-ansatz/
- https://www.abenteuer-erziehung.at/news/204-welche-entwicklungsphasen-durchlaufen-kinder
- https://www.elternwissen.com/erziehung-entwicklung/erziehung-tipps/art/tipp/erziehungloesensiekonfliktemitderfamilienkonferenz.html
- https://www.erzieherin-ausbildung.de/praxis/fachtexte-alltagshilfen-u3/bindung-und-bindungstheorien-eine-wichtige-grundlage-fuer-die
- https://www.kindererziehung.com/Paedagogik/Erziehungsstile/Antiautoritaerer-Erziehungsstil.php
- https://www.kindererziehung.com/Paedagogik/Erziehungsstile/Autoritaerer-Erziehungsstil.php
- https://www.kindererziehung.com/Paedagogik/Erziehungsstile/Demokratischer-Erziehungsstil.php
- https://www.kindererziehung.com/Paedagogik/Erziehungsstile/Egalitaerer-Erziehungsstil.php

- https://www.kindererziehung.com/Paedagogik/Erziehungsstile/Permissiver-Erziehungsstil.php
- https://www.kindergartenpaedagogik.de/fachartikel/psychologie/1226
- https://www.onmeda.de/partnerschaft/pubertaet-verschiedene-phasen-der-pubertaet-15924-2.html
- https://www.socialnet.de/lexikon/Psychoanalytische-Paedagogik
- https://www.spektrum.de/lexikon/psychologie/waisenkinderversuche/16645
- https://www.volksstimme.de/deutschland-welt/generationenkonflikt-warum-menschen-auf-die-jugend-schimpfen
- https://www.wissen57.de/theodor-w-adorno_erziehung-zur-mundigkeit.html

Haftungsausschluss

Die Umsetzung aller enthaltenen Informationen, Anleitungen und Strategien dieses E-Books erfolgt auf eigenes Risiko. Für etwaige Schäden jeglicher Art kann der Autor aus keinem Rechtsgrund eine Haftung übernehmen. Für Schäden materieller oder ideeller Art, die durch die Nutzung oder Nichtnutzung der Informationen bzw. durch die Nutzung fehlerhafter und/oder unvollständiger Informationen verursacht wurden, sind Haftungsansprüche gegen den Autor grundsätzlich ausgeschlossen. Ausgeschlossen sind daher auch jegliche Rechts- und Schadensersatzansprüche. Dieses Werk wurde mit größter Sorgfalt nach bestem Wissen und Gewissen erarbeitet und niedergeschrieben. Für die Aktualität, Vollständigkeit und Qualität der Informationen übernimmt der Autor jedoch keinerlei Gewähr. Auch können Druckfehler und Falschinformationen nicht vollständig ausgeschlossen werden. Für fehlerhafte Angaben vom Autor kann keine juristische Verantwortung sowie Haftung in irgendeiner Form übernommen werden.

Urheberrecht

Printed in Poland
by Amazon Fulfillment
Poland Sp. z o.o., Wrocław

64070201R00072